TANZANO
THÉRAPIE

À ma fille Clémence

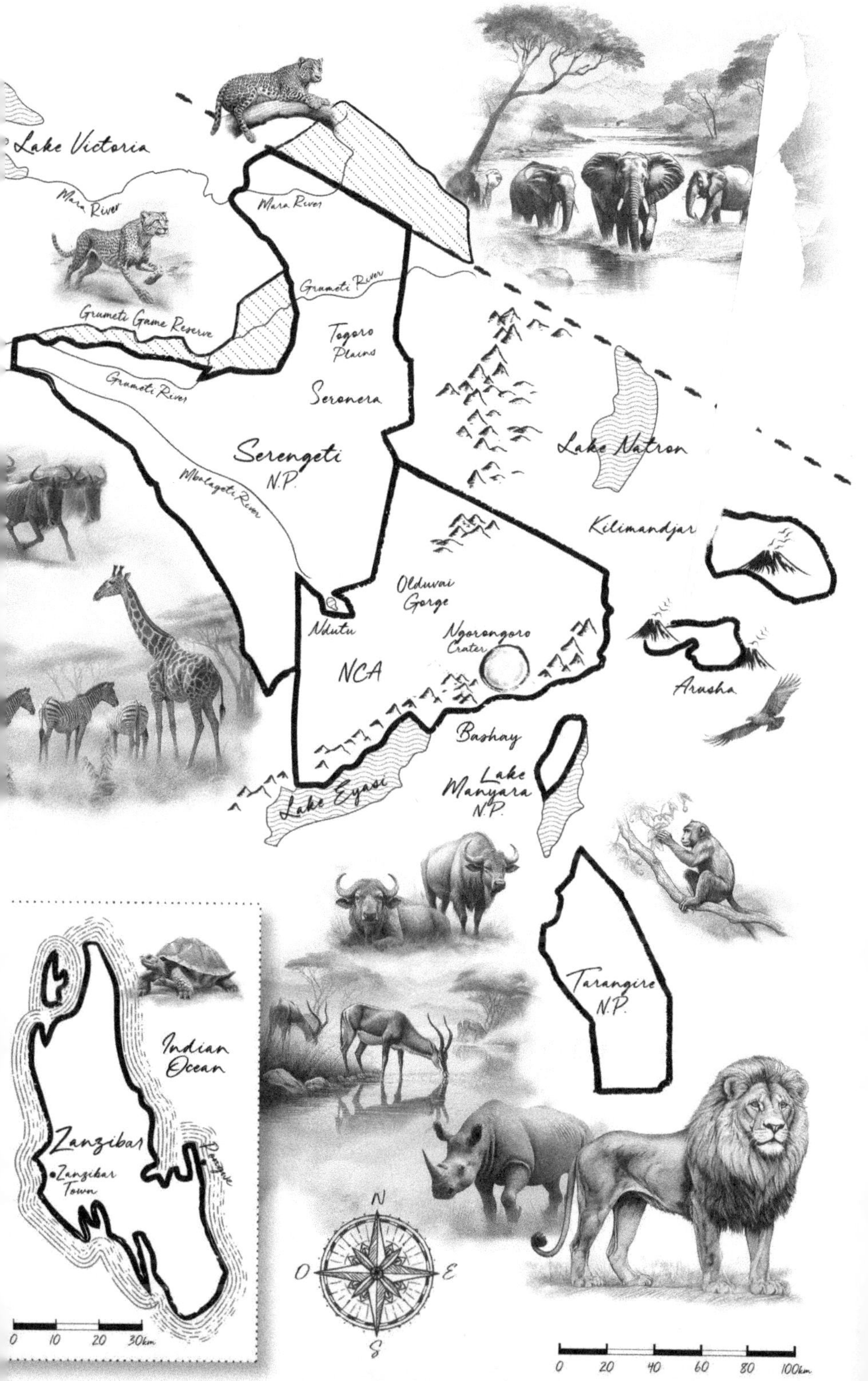
Lake Victoria
Mara River
Mara River
Grumeti River
Grumeti Game Reserve
Grumeti River
Togoro Plains
Seronera
Serengeti N.P.
Mbalageti River
Lake Natron
Kilimandjar
Olduvai Gorge
Ndutu
Ngorongoro Crater
NCA
Arusha
Bashay
Lake Eyasi
Lake Manyara N.P.
Tarangire N.P.
Indian Ocean
Zanzibar
Zanzibar Town
0 10 20 30km
N
O
E
S
0 20 40 60 80 100km

« Le véritable lieu de naissance est celui où l'on a porté pour la première fois un coup d'œil intelligent sur soi-même : mes premières patries ont été les livres. »

Marguerite Yourcenar,
Mémoires d'Hadrien.

Gris

Le motif premier du voyage avait été de fuir.

Fuir le pessimisme ambiant fait de catastrophes climatiques, de pénuries de l'essentiel et de surabondance de l'inutile, de millions d'invisibles malmenés par la mondialisation, de conflits un peu partout sur le globe et, récemment, celui aux portes de l'Europe qui nous rendait la guerre tangible. Pendant ce temps, les politiques nous suggèrent des solutions simples comme d'en finir avec les barbecues ou de mettre des pulls à col roulé et se répandent en invectives stériles. Le bruit qu'ils font leur donne l'illusion de l'autorité, à moins qu'il ne soit destiné à faire les gros titres des médias assoiffés de polémiques et de désastres.

Si au commencement était le Verbe, trop de verbes nous font perdre le sens de nos représentations. Dans cette logorrhée, les mots deviennent plus agressifs pour émerger de la masse. Mais notre cerveau n'est formaté ni pour ce rythme ni pour cette noirceur accrocheuse. Il a besoin d'un temps de réflexion. Cette cacophonie incessante le rend confus et nous perdons nos repères. Il est impératif de retrouver une respiration, car si le monde ne court pas à sa perte, du moins va-t-il vers une déprime généralisée. Je sais de quoi je parle, je suis psychiatre.

À cet état alarmant du monde s'étaient ajoutés quelques troubles dans mon quotidien. Les conflits, qu'ils soient domestiques, professionnels ou internationaux, reposent sur les mêmes ressorts : des territoires disputés, des luttes de pouvoir, des combats d'ego. Pour peu que quelques traits psychopathologiques de certains belligérants s'invitent à la fête, voilà le monde, ou notre environnement, à feu et à sang. La sagesse me dictait de m'éloigner pendant quelque temps de toutes ces turbulences.

Sur ce, ma fille Clémence venait de démissionner de son travail, pour des raisons que je ne pouvais que partager, mais cela ajoutait forcément à mon inquiétude. Bref, pour préserver ma santé mentale, je me prescrivis quelques jours de répit en sa compagnie.

Blanc

Quelques semaines plus tard, Clémence et moi embarquions dans l'avion qui nous emportait loin du ciel gris de Paris. Sortir de la grisaille impliquait une transition dans le blanc. Il fallait traverser ces nuages opaques, compacts, qui rendent nos trottoirs parisiens si mornes. Je me suis toujours demandé comment les pilotes s'accommodent de cet instant de blanc absolu qui les rend momentanément aveugles. Privés de toute visibilité, ils sont contraints de s'en remettre aux appareils électroniques. Même si l'intelligence artificielle surpasse de plus en plus celle de l'humain dans bien des domaines, confier son sort à des instruments n'est pas intuitif. Notre cerveau a besoin d'un peu de temps pour accepter sa défaite.

Chez les passagers, cet aveuglement temporaire s'accompagne généralement d'un silence quasi religieux. Chacun retient son souffle, suspendu par l'angoisse pour certains, par respect à l'approche des cieux pour d'autres.

Confortablement installée, je débutai ma lecture de *Blanc*. J'avais en effet choisi Sylvain Tesson comme compagnon de voyage. Qui mieux que lui, l'écrivain-voyageur, pour me projeter vers des terres inconnues et lointaines ? *Blanc*, récit de sa traversée des Alpes à skis, n'a a priori aucun rapport avec notre voyage en Afrique, mais il faisait l'actualité littéraire et j'avais passé de délicieux moments en la compagnie de son auteur, alors qu'il traquait la panthère des neiges. J'ai aussi aimé parcourir la France obscure à ses côtés et grelotter avec lui en Sibérie. Ses livres sont alignés dans ma bibliothèque, et leurs pages largement annotées pour souligner une pensée, une tournure de phrase ou un aphorisme. Une façon de m'approprier ces récits qui m'ont habitée.

Nous volions maintenant au-dessus de cette ouate immaculée. Par endroits, elle devenait lisse et brillante comme un glacier, mais ici point de pentes vertigineuses : elle était horizontale, au ras du bleu.

Au bout d'un peu plus d'une heure de vol, nous survolâmes les Alpes. Elles étaient blanches, hérissées de pics qui, de temps en temps, laissaient la place à quelques béances au creux desquelles se lovaient des coulées de villages. Elles étaient immenses et puissantes, nées du soulèvement de la terre. Ainsi commençait mon double voyage, l'un vers la Tanzanie, l'autre sur les pages enneigées de *Blanc*.

Clémence s'était déjà assoupie. Recroquevillée sur son siège, sa tête reposant sur mon épaule. J'aimais ces moments régressifs d'intimité et me trouvais très chanceuse d'avoir encore l'occasion de voyager avec ma fille. Je me laissais maintenant aller à quelques rêveries, me projetant sur le rivage du lagon qui nous attendait. La première étape de notre voyage était une halte à Zanzibar, avant la découverte de l'Afrique et de ses grands fauves.

Outremer

Dès le lendemain, je m'immergeai dans l'immensité turquoise du lagon avec la ferme intention de m'y dissoudre. Tournant délibérément le dos aux bungalows, je m'éloignai des turpitudes des hommes pour me fondre dans les bleus confondus du ciel et de l'océan. Je nageais lentement dans les eaux transparentes du lagon sans effort, en essayant d'être aussi lisse qu'un poisson. La caresse de l'océan assouplissait progressivement mes muscles et me délestait de mes tensions. Mes pensées se faufilèrent entre deux eaux.

Dans la mer étale du matin, je me concentrais sur la conversation des poissons. En me diluant, je me sentais envahie par un sentiment océanique cher à Romain Rolland, cette sensation puissante d'appartenance à un grand tout, dissolution de soi que certains vont chercher dans l'usage des drogues psychédéliques. Au fur et à mesure que je m'oubliais, je me ressourçais dans l'élément aquatique si propice à une renaissance. Nul doute que si je devais me réincarner, ce serait sous la forme d'un dauphin dans le lagon de Zanzibar.

En fin d'après-midi, alors que la marée avait fait reculer la plage, l'océan se montra moins accueillant, me rappelant que j'y étais juste tolérée. En me laissant porter sur la crête des vagues, dans ce corps-à-corps aussi intime qu'intimidant, je m'abandonnais à ce va-et-vient puissant. Je restais ainsi, un long moment, entre ciel et eau, portée par la vigueur de l'océan. Comparé à la légère fraîcheur du bain du matin qui réveille les épaules et envoie un frisson le long de la colonne vertébrale, le bain du soir est délicieusement tiède, chauffé tout le jour par le soleil et le sable blanc. Et quel luxe en ces temps où nos ministres nous invitaient à restreindre nos minutes sous la douche !

Je sortis de mes multiples bains, salée et régénérée.

Si Zanzibar rivalise avec les Seychelles grâce à ses immenses plages de sable blanc qui attirent les touristes, la plupart d'entre eux ne mettent pas un pied dans l'océan Indien. Au bord des piscines, ils étalent dès le matin leurs serviettes sur les transats pour se réserver les meilleures places au soleil. Seules des peurs ancrées dans l'imaginaire collectif peuvent expliquer le renoncement de tant de gens à l'eau claire du lagon pour celle, plus trouble, de la *swimming pool*. Mais quel bonheur pour Clémence et moi, chapeau sur la tête et lunettes de soleil sur le nez, de barboter dans le plus grand bassin du monde privatisé !

La fin de journée fut consacrée à la lecture. Allongées sur nos transats face au lagon, Clémence débuta sa déconnexion avec *Yoga* d'Emmanuel Carrère et je me replongeai dans *Blanc*. Sous la chaleur des tropiques, je parvins à ressentir les morsures du froid… Une expérience délicieusement déréalisante.

L'apologie de l'effort dans *Blanc*, cet effort qui semble conduire à une véritable renaissance, m'interpella. S'enfoncer dans le blanc et dévaler des pentes enneigées, vierges, avec le fantasme de déflorer, semble dissiper peines et amertumes. Et puis, la symbolique du blanc pour absoudre les péchés…

La dilution, ou, de manière plus prosaïque, le fameux *lâcher-prise*, expression détestable, en tous les cas, le contraire de l'effort, se révélait avoir chez moi des vertus tout à fait similaires. C'est moins chrétien comme démarche, mais est-il possible d'atteindre des sommets sans escalader des montagnes ? Doit-on se faire mal pour trouver l'apaisement ? Doit-on en baver toute une vie pour être digne du paradis ? L'éternelle célébration de la souffrance pour accéder à la rédemption finit par nous inculquer la peur du bonheur. Et quel meilleur terreau pour ensemencer nos névroses ! Nos cerveaux, tiraillés entre l'envie de succomber à nos désirs et la tyrannie d'un surmoi pétri de bienséance et de valeurs morales, finissent par générer anxiété et dépression. Trouver un équilibre équivaut à marcher sur une ligne de crête. Pas de chance pour ceux qui, comme moi, ont le vertige.

La quiétude de ces dernières heures me faisait prendre conscience que je n'ai jamais été capable d'expérimenter ce fameux lâcher-prise. Je suis plutôt une accro au travail, toujours sur plusieurs fronts à la fois, toujours une angoisse au fond d'un tiroir. Mon travail réclame de se faufiler entre les circonvolutions de l'âme humaine pour en cautériser les plaies. L'ampleur de la tâche laisse peu de répit. Et puis, je suis une mère qui élève sa fille seule depuis de nombreuses années. Notre relation est la source de mon plus grand bonheur, teinté, évidemment, de son lot d'inquiétudes. Pour une fois, au cœur de l'Afrique, avec Clémence à mes côtés, j'entendais bien me libérer de mes chaînes.

Je commençai par m'intéresser… à l'humeur des éléments. Celle de l'océan me parut aussi changeante que ses couleurs. Vert, saphir, turquoise, aigue-marine, émeraude, noir, outremer, violine, blanc… qui a dit que la mer était bleue ?

Le matin, le lagon se fait élégant en se parant de sa plus belle joaillerie. Seule une bande à l'horizon arbore un vrai bleu, flirtant avec le ciel qui, parfois, est un peu pâle. Pour se venger de tant d'arrogance, en fin de journée, le ciel se met en gloire en éclaboussant la mer de gerbes orangées. Mais il n'en a pas fini de ses humiliations avec sa rivale. À la tombée de la nuit, il efface les aquarelles du lagon en le couvrant d'un velours épais qui passe du bleu marine pour virer vers le gris et se terminer en un immense linceul sombre. Comme tous les soirs, la nuit réconcilie ces deux amants. Le ciel et la mer se rejoignent en un grand tout, noir, et se font complices pour réveiller nos peurs les plus primitives. Par compassion, le ciel se pare de milliers de diamants pour adoucir nos angoisses en nous émerveillant.

Page blanche

La mer, le soleil, le sable blanc, la brise légère sont de bons alliés pour cheminer vers l'apaisement, à condition de rester dos aux bungalows et à leurs occupants. Je suis réfractaire à certaines formes de plaisirs simples. Des inhibitions m'interdisent de me trémousser sur l'hymne de Zanzibar *Hakuna Matata* ou autres tubes plus internationaux, au bar de la piscine du *Karafuu*, un cocktail à la main à trois heures de l'après-midi. C'est faire injure à l'appel silencieux du grand bleu.

Loin de moi l'idée de faire le panégyrique des hôtels de plage, même si celui-ci, avec sa jetée immense, nous offrait les eaux apaisantes du lagon à marée basse. C'était une première étape suggérée par Denis Lebouteux, notre référent ici en Tanzanie, pour nous préparer au safari. La plupart des chanceux qui vont en Tanzanie commencent par le safari et terminent leur voyage par quelques jours de repos à la plage. Pour lui, c'est une hérésie. Il faut commencer par se reposer pour mieux profiter de la suite. Le clou du spectacle, c'est le safari, l'Afrique, la vraie. Il faut se préparer à la recevoir. Le safari, dit-il, est trop fort pour laisser la moindre chance au lagon.

Avec Clémence, nous prîmes quand même un peu de temps pour aller saluer les poissons et les étoiles de mer.

Pour cela, les « beach boys » proposent leurs services, en l'occurrence une barque pour explorer les eaux du lagon. Ils se surnomment Ikea ou Amazon. Nous préférâmes Achille. C'était le plus timide, celui qui n'usa pas d'attitudes séductrices un peu trop lourdes pour nous approcher. Clémence m'avoua plus tard, qu'il lui avait quand même demandé, discrètement, son numéro de portable… Mais comment lui en vouloir, Clémence est si jolie.

Quelques patates de corail, un peu de mie de pain et nous nous retrouvâmes à barboter au milieu d'un aquarium multicolore. Quant aux étoiles de mer, de l'eau jusqu'à la taille, il y en avait tant qu'il fallait faire attention où nous mettions les pieds.

Notre unique rencontre au cours de ce séjour se limita à un petit singe, résident permanent de l'hôtel. Ce vervet espiègle jouait à cache-cache dans les branchages. Sa face sombre, trouée de deux billes noires, lui donnait un air légèrement ahuri. Mais c'était l'exhibition de son postérieur qui suscitait le plus d'émoi. Livré aux objectifs des touristes, ces derniers tentaient d'immortaliser le bleu turquoise de son scrotum sur fond de lagon.

Mis à part les entretiens avec ce singe muet, rien ne vint troubler notre huis clos, tout au bonheur de partager ces moments privilégiés.

J'aime ces parenthèses enchantées avec Clémence, faites d'échanges et de silences. Nos conversations se prolongent parfois dans la nuit, inspirées par nos lectures. Cette fois, Carrère et Tesson nous accompagnaient, témoins silencieux de notre complicité.

Revigorée par mes premières dilutions et transportée par la poésie de ma lecture, j'eus soudain envie de faire le récit de cette expérience d'apaisement. L'idée était de prolonger, par des mots, ces moments délicieux pour mieux les goûter en y portant l'attention particulière qu'exige l'écriture. Les mots donnent de la consistance aux aventures comme aux sentiments. Nous avions quelques jours devant nous, avec comme seul projet d'alterner dilutions, lecture et contemplation. Cela me laissait du temps.

Je décidai donc de prendre ma plume, en l'occurrence un porte-mine, pointe 0,7 mm, dureté 2B qui laisse une belle trace sur le papier et arrondit la calligraphie. Une joie retrouvée de l'enfance. Exceptionnellement, j'étais partie sans mon ordinateur, mais avais pris soin de mettre dans mes bagages un carnet moleskine.

Ainsi, entre deux bains, je laissais flotter mes pensées au gré d'une oisiveté très contemplative. Peu à peu, cela eut pour effet de faire ruisseler les mots. Parfois, le cerveau s'emballait et les phrases se bousculaient comme un banc de poissons. Mon critérium devait les attraper à la volée pour ne pas les laisser filer. Quel contraste avec avant-hier ! Pendant de trop longues semaines, les tensions avaient maintenu mon cerveau dans une gangue. Elles avaient enfermé ma pensée dans un raisonnement étriqué. Les ruminations creusent des sillons au sein de nos neurones qui, au fur et à mesure du ressassement, se transforment en ornières. On devient alors prisonnier de ses peines et de ses préoccupations.

Loin de tout cela, ma pensée se libérait. Déchargée de mes angoisses, elle retrouvait une fluidité cristalline comme l'eau du lagon. Me vint alors l'envie de partager sur ce frémissement d'écriture que je sentais naître en moi. Et quel meilleur interlocuteur qu'un écrivain-voyageur pour échanger sur mes impressions de voyage ? Pour le psychiatre, les mots ont le pouvoir de soigner lorsqu'ils sont bien choisis. Pour moi, ils viennent donc plus facilement dans le cours d'une conversation et je t'ai désigné, Tesson, comme destinataire de ce récit. C'est un peu prétentieux de ma part. Mais j'ai déjà appris avec toi que, pour écrire, il faut être audacieux. Je me jette à l'eau, il ne reste plus qu'à nager.

Dans *Blanc*, tu écris que c'est le rythme répétitif du mouvement, scandé par le chuintement des spatules, qui t'inspire. Le mouvement semble indispensable à ta créativité et, même dans ta cabane en Sibérie, tu t'arranges pour grimper des montagnes et aller te perdre dans le silence des bois.

Au-delà de l'effort, il y a aussi la recherche de sensations fortes. Tu escalades des montagnes par des froids de gueux, tu t'aventures sur des pentes à quarante-cinq degrés qui ne demandent qu'à se dérober sous tes skis et à t'entraîner dans l'abîme. Le grand frisson tient autant aux températures qu'aux dangers auxquels tu t'exposes et tu nous expliques que c'est l'envie de te fondre dans la substance qui te pousse à de telles folies. Mais à la recherche de quoi ? La tête dans la poudreuse n'a tout de même pas les effets d'une ligne de coke.

Pour toi, la jouissance jaillit du dépassement de soi et du danger alors que d'aucuns se contentent d'activités masturbatoires avachis dans leur canapé. Finalement, je m'en tire à bon compte. Je dois juste surmonter la peur du grand bleu, des profondeurs, des dents de la mer. Mon cerveau est accessible à des bonheurs plus simples que les tiens.

À la suite de la chute d'un toit qui t'a entraîné sur tes « chemins noirs » en guise de rééducation écologique, il fallait te reconstruire. Mettre à l'épreuve ce corps disloqué était une promesse faite sur ton lit de douleurs pour te projeter dans ce futur qui aurait dû t'échapper. Plus tard, la recherche de la panthère serait un élégant prétexte pour justifier ces marches de brute et ces longues heures d'attente dans le froid.

Mais tes efforts ont besoin d'être fécondés par les lectures, celles du soir, dans la chaleur des poêles des refuges ou auprès d'un modeste feu de camp. Je ne peux que te rejoindre sur la vertu des livres car c'est en plongeant dans ton *Blanc* que l'envie d'écrire m'a saisie et qu'est née l'idée de ce dialogue. Toi allant au bout de l'effort, flirtant avec la mort pour te sentir vivant, et moi m'éloignant des conflits mortifères et m'immergeant dans le beau pour retrouver une respiration et un peu d'inspiration.

Mon combat à moi sera l'écriture. Pour gravir tes montagnes, tu dis qu'il suffit de mettre un pas devant l'autre, je vais devoir aligner un mot derrière l'autre. Ce sera ma bataille. Elle n'est pas gagnée. Je me suis déjà essayée à cet exercice et le résultat a été un manuscrit qui traîne encore au fond d'un tiroir… à côté de mes angoisses. Le thème était ingrat, il s'agissait de raconter la vie d'un psychiatre. Cela n'intéressait personne. Je n'étais, sans doute, pas assez scandaleuse. L'intimité de cette conversation que je te vole est bien plus osée.

Multicolore

Après ces quelques jours de discussion avec les poissons, nous nous apprêtions à partir pour les choses sérieuses, cap sur le safari. Lebouteux m'avait vanté les couleurs sublimes du lever du soleil sur le lagon, spectacle à ne manquer à aucun prix. J'avais acquiescé sans grande conviction. N'étant pas du matin, j'ai du mal à émerger aux aurores. Je suis ce qu'on appelle un chronotype du soir. C'est inscrit en partie dans mes gènes et j'ai donc opté depuis longtemps, pour éviter de me faire du mal, de m'adapter à mon rythme biologique.

Ce matin, pas de chance, le chauffeur venait nous chercher à l'aube pour prendre l'avion qui nous déposerait sur le continent. Ce réveil forcé allait me donner la chance de voir l'Aurore.

Encore titubante, je sortis sur la terrasse, une tasse de thé fumant dans les mains. Clémence dormait encore. Le soleil n'était pas levé et j'eus la surprise de voir que Vénus était là, rayonnante.

Certains l'appellent l'étoile du Berger car elle annonce l'arrivée du soleil. C'est une déesse de beauté, sans fioritures, sans maquillage, sans effet vestimentaire, telle que Botticelli eut la chance de la voir. Trop près d'elle, les autres étoiles pâlissent et s'éteignent.

La première lueur de l'aube ne l'affecta pas et même quand l'orient se teinta résolument de bleu, elle resta seule à briller, les autres étoiles avaient quitté la scène. C'est à ce moment qu'Aurore fit son apparition.

Je n'ai pas les mots de Victor Hugo pour décrire l'Aurore qui s'allume et le foisonnement de couleurs, leur enchevêtrement, leur superposition. Mais une chose est sûre, toutes les couleurs de l'Univers étaient là, tous les jaunes, bleus, oranges, roses, violets, rouges, gris…

L'Océan était d'un calme olympien, Neptune dormait-il encore ou profitait-il comme moi de ce déferlement de pastels ? J'étais au spectacle avec les dieux. Ils se partageaient l'espace. Aurore finit par éclipser Vénus. C'était un combat de femmes qui enflammait le ciel pour magnifier l'Univers, non pour verser le sang. Ce type de combat était laissé à la stupidité des hommes.

La plage était vide. Pour qui les dieux donnaient-ils ce spectacle ?

C'est Homère qui, en parlant des chevaux du Soleil, disait que lorsqu'ils bondissent dans l'écume de la mer, les naseaux ouverts au vent, la crinière hérissée, éblouissants de lumière, l'homme mortel doit fermer les yeux, car un tel spectacle est le privilège des dieux.

Sacrilège, j'avais gardé les yeux ouverts !

Revigorée par ce spectacle, je réveillai Clémence, notre chauffeur n'allait pas tarder. Telle mère, telle fille : elle n'est pas non plus du matin, et je m'exposais forcément à sa mauvaise humeur. La perspective des grands fauves lui rendit ce traumatisme acceptable. Elle se contenta de bougonner.

Dans la voiture qui nous conduisait à l'aéroport je me laissai glisser dans un demi-sommeil afin de replonger dans ce ciel onirique. Je repensai à toi et à ta traversée de la Sibérie jusqu'en Inde, à pied, à cheval et à vélo, sur les pas des évadés du Goulag. Cette épopée était encore plus folle que ton franchissement des Alpes, car solitaire. Après la taïga, tu as progressé péniblement dans les steppes et les aridités qui les prolongent, vides de tout bruit et que la couleur même a désertées. Tu as choisi de te mettre sur les bords de l'abîme. J'ai choisi de me mettre sur le bord d'un lagon aux couleurs éclatantes mais je te rejoins sur un point : l'importance du silence. J'avais opté pour la conversation avec les poissons et la lecture. Et, avec Clémence, notre complicité est telle que les mots ne viennent jamais perturber nos moments d'intimité. Cette parenthèse nous éloignait du bruit du monde. Dans ce chuchotement des heures qui défilent, Clémence pouvait songer à son avenir tandis que je mettais à distance la morosité des semaines passées.

Dans un état un peu brumeux mais vigilant, je constatai avec agacement que notre chauffeur avait les yeux rivés sur son portable. Je décidai de garder un œil sur lui. Pas envie que notre safari soit gâché par un accident. Qui plus est, il roulait à vive allure et j'espérais que le comparse qui l'accompagnait, et qui semblait être le chef, lui en ferait la remarque. Quand l'imprudent se mit à textoter des messages, définitivement réveillée par l'appréhension de l'accident, je m'apprêtais à intervenir… quand je m'aperçus qu'il n'avait rien entre les mains hormis son combiné téléphonique. Mais où était passé le volant ? Il me fallut quelques secondes pour réaliser que, la conduite étant à gauche, le volant était à droite. Cela faisait bien une demi-heure que je surveillais notre supposé chauffeur. Mon cerveau, programmé pour trouver la direction à gauche, m'avait trompée. Mon raisonnement manquait encore de flexibilité. La dilution ne l'avait pas suffisamment délié, je comptais sur les grands espaces pour finir la besogne.

Mon chronotype fâché avec le matin me joua encore un tour. J'avais oublié les billets... et je ne connaissais pas notre destination exacte. Je savais qu'on allait vers le nord-ouest... Un défi pour le choix de l'avion. Mais tout se règle sans stress en Afrique. Trente minutes plus tard, nous embarquions, un thé délicieusement épicé à la main.

Bleu ciel

Après avoir dépassé le bras de mer qui sépare Zanzibar du continent, nous survolions à présent un paysage apparemment abandonné par l'espèce humaine. Seuls de drôles de cercles rappelaient la présence de l'homme. L'habitat traditionnel des Massaï est constitué de huttes entourées de solides enclos d'épineux pour en protéger les occupants des bêtes sauvages. Bien visible du ciel, chaque cercle abritait une famille, à savoir trois ou quatre épouses, une ribambelle d'enfants, un homme et quelques chèvres.

Faisant cap vers le nord-ouest pour rejoindre les abords de la Mara River et volant à une altitude modérée, nous pouvions admirer la diversité des paysages africains qui défilaient sous nos yeux. De jolies collines rondes et verdoyantes alternaient avec des plateaux plus arides qui se fracturaient en d'énormes blocs rocheux d'une belle couleur orangée. Plus loin, des zones de verdure coexistaient avec des étendues de terre ocre balafrées par des lignes d'arbustes, suivant ce qui formerait, à la prochaine saison des pluies, des cours d'eau. Sur une vaste plaine, d'innombrables arbustes pommelés ressemblaient à des brocolis. Ce n'était pas exactement une forêt mais la brousse.

À mi-parcours, le pilote nous signala le cratère de Ngorongoro. Il s'agit d'une caldeira gigantesque. En son centre, un lac couleur opaline tire son aspect laiteux de sa teneur en sel.

Je débutais mon *Out of Africa*.

J'étais dans la peau de Meryl Streep quand Denys, alias Robert Redford, lui fait survoler la vallée du Rift. J'allais découvrir que celui que j'interpellais rugueusement par son nom de famille, Lebouteux, et qui avait organisé notre séjour, était appelé ici Mister Denys. Il s'agit certes de son prénom mais insidieusement s'insinua dans mon esprit la référence au ténébreux solitaire qui fit découvrir la beauté de l'Afrique de l'Est à Karen Blixen.

Le XXIe siècle me privait de l'esthétique de l'époque et de voler, comme Meryl Streep, grosses lunettes d'aviateur sur le nez, cheveux au vent, dans un biplan jaune et noir. Nous étions tout de même dans un taxi volant, bien loin des standards d'Airbus. Un simple coucou, d'une dizaine de places, où Clémence et moi étions assises juste derrière le pilote. Cela nous mit au balcon du premier spectacle que nous réservait la Tanzanie.

Pour l'instant, nous avancions par sauts de puce, ce qui nous fit atterrir successivement à Arusha pour prendre quelques passagers puis à Lobo pour en débarquer trois. Ces atterrissages et décollages successifs, ainsi que la terrible sensibilité de ces appareils au moindre trou d'air étaient un bon exercice de désensibilisation, par la répétition, à la peur de l'avion... Cela m'évoqua un souvenir peu glorieux. Un ami américain m'avait proposé de survoler le Texas – où il n'y a rien à voir – dans son monomoteur quatre places. Clémence, alors âgée de trois ans, avait demandé très sérieusement à sa nouvelle amie Barbie si elle reconnaissait sa maison parmi celles qui lui paraissaient, vues du ciel, n'être que des maisons de poupée. Quant à moi, plus sensible aux trous d'air qu'à la conversation avec Barbie, je m'étais concentrée, pendant toute la durée du vol, pour éviter à mon estomac de se manifester de manière indélicate. Je ne sais si c'étaient les paysages plus diversifiés d'Afrique, la conversation beaucoup plus élaborée de Clémence ou la perspective du safari, mais je supportais bien mieux aujourd'hui les soubresauts de notre taxi de brousse.

Finalement, même si nous n'escaladions pas des montagnes, la promesse du plaisir nous faisait dépasser bon nombre de nos peurs ordinaires. Tesson, nous avions nous aussi nos petits moments de fierté car quoi de plus héroïque que de surmonter ses appréhensions ? Ton ego ou tes failles t'obligent à surfer des avalanches et à enjamber des précipices, peut-être pour te rassurer. Tes déchirures ne sont finalement pas si béantes. Nous nous contentions de petites victoires. Nous étions plus modestes, ou bien moins meurtries. Je ne me permettrais pas de trancher.

Indéniablement, la piste de Kogatende était à la taille de l'avion : modeste. Je ne m'attendais pas à atterrir à Orly mais de là à trouver une simple langue de terre et trois tentes en guise d'aéroport… Le comité d'accueil fut encore plus improbable.

La piste était envahie par des centaines de gnous. Qu'à cela ne tienne, le pilote très tranquillement fit un passage en rase-mottes pour éloigner le troupeau qui, affolé, se dispersa tout en galops et ruades. Malheureusement, le gnou est grégaire et le temps que notre pilote opère son demi-tour, le troupeau s'était déjà reformé sur la piste. Vint alors à notre rescousse un 4 × 4 improvisant un rodéo au milieu de ces vaches rendues folles par ses charges successives. Bilan carbone oblige, il fallait bien atterrir, et sous nos yeux ébahis, le pilote visa la piste. À travers les pales de l'avion, nous avons vu des gerbes de gnous partir dans tous les sens. Nous rebondîmes deux ou trois fois avant de nous arrêter… au pied du troupeau. Nous étions sur le plancher des buffles. Bienvenue en Tanzanie !

Juliet, notre chauffeur-guide, nous attendait. Un sourire grand comme le Serengeti illuminait son beau visage. Le safari pouvait commencer.

Paille

Nous étions seules au monde. Nous avions plusieurs heures de safari en perspective avant de regagner le lodge près de la Mara River où nous devions dormir. Lebouteux nous rejoindrait le lendemain à Grumeti.

Juliet avait un œil sur la brousse et l'autre sur la piste et ses perfidies en tous genres : ornières, cailloux, trous et dévers... Clémence et moi avions les deux nôtres grands ouverts à l'affût de la moindre tache dans l'étendue jaune paille des herbes rases.

Au début, l'œil unique mais expert de Juliet nous devançait pour détecter les animaux. Nos premières rencontres furent modestes, il s'agissait d'une mise en bouche. Par petites touches, nous entrions dans le vif du sujet, et là pas besoin des alertes de Juliet, les animaux étaient partout autour de nous.

Les gnous à tête de Picasso, façon selle de bicyclette auréolée d'une parenthèse et desservie par une barbiche loqueteuse semblaient faits de bric et de broc. Soit le Créateur avait été en manque d'inspiration, soit il avait raclé les fonds de tiroirs. Les bêtes paissaient tranquillement par petits groupes ou bien se reposaient à l'ombre des grands arbres.

C'est Clémence qui les repéra la première : Pumba accompagné de deux marcassins. Ce petit phacochère espiègle avait été son ami autant que celui de Simba pendant des années. *Le Roi lion* a été très longtemps son dessin animé préféré, ce qui rendait encore plus merveilleuse la découverte de son royaume.

Le safari, c'est le retour vers l'enfance. Les animaux sauvages entrent dans nos vies dès nos premiers livres d'images.

Mais déjà notre attention était attirée par l'arrivée d'un groupe de singes. Il s'agissait de babouins, qui, tels des black blocks, surgissaient de nulle part. Vêtus de noir, le museau allongé et les yeux rapprochés, les gros mâles n'étaient pas là pour rigoler. Ils défendaient auprès de leur harem leur statut de dominant en roulant des mécaniques. Les jeunes mâles étaient à l'affût du moindre signe de faiblesse pour prendre la place qui leur donnerait l'accès aux postérieurs rougis des femelles en rut. Finalement, la polygamie avait un coût exorbitant, défendre en permanence une position trop convoitée.

Deux jeunes jouaient comme des gamins dans un bac à sable tandis qu'un autre s'agrippait à sa mère, trouvant plus confortable de voyager sur son dos. Ces babouins, en plus d'être peu avenants, manquaient d'élégance, courant les fesses à l'air ou se grattant le torse d'un air satisfait. Cela n'avait pas échappé à Cioran qui avait constaté qu'au zoo toutes les bêtes avaient de la tenue, hormis les singes, ce qui lui avait inspiré : « On sent que l'homme n'est pas loin. »

J'eus l'occasion un peu plus tard d'avoir un tête-à-tête avec un grand mâle babouin. J'en garde un souvenir ému. En quittant la zone protégée du Ngorongoro, les automobilistes doivent montrer patte blanche à un check-point qui permet de vérifier que les permis de passage sont bien en règle. Notre chauffeur nous laissa pour s'acquitter de ces formalités, et je me retrouvai seule dans la voiture à relire mes notes. Alertée par un bruit, quelle ne fut pas ma surprise de voir assis sur le siège arrière un solide babouin mâle me regardant fixement. Son sourire me parut peu engageant. Renonçant à lui faire la conversation, je pris le chemin le plus court, à savoir la fenêtre, pour descendre de voiture. Notre intrus se précipita alors vers nos sacs de pique-nique et sans aucune gêne déballa nos victuailles quelques mètres plus loin. Peu rancunière, je voulus le prendre en photo. Mal m'en prit, il s'avança vers moi l'air menaçant, c'était un comble ! Je déguerpis sans demander mon reste ni ceux du déjeuner.

Motifs panthère

« Nous savions qu'elle rôdait. Parfois, je la voyais : ce n'était qu'un rocher, ce n'était qu'un nuage. Je vivais dans son attente. » Ce sont tes mots pour décrire ta quête de la panthère des neiges. Ta traque du félin m'a embarquée sur les plateaux du Tibet et j'ai retenu mon souffle à l'approche de votre rencontre. J'étais avec toi, je n'osais pas respirer pour ne pas troubler cet instant rare.

Cette fois, j'y étais, c'était mon tour. Je voulais aussi ma panthère. Juliet venait de recevoir un message radio, elle se cramponna au volant d'un air résolu, appuya sur l'accélérateur et nous informa :

– *We are going to see it! You are very lucky!*

– *But to see what, Juliet?*

– *The leopard, of course!*

Le léopard, de son autre nom panthère, fait partie des *big five* d'un safari mais il est plus que discret. Juliet semblait aussi excitée que nous et son émotion me fit chaud au cœur. Cela signifiait qu'elle nous avait adoptées et surtout qu'elle était fière de nous faire découvrir son pays. Nous nous sentions immensément privilégiées.

Elle roulait à bonne allure au milieu de la savane, prenant sans hésiter des bifurcations improbables sans qu'aucune signalisation indiquât la moindre direction. Elle se dirigeait vers le buisson, nous dit-elle. Mais quel buisson ? Nous étions au milieu du bush, entourées de fourrés. Comment pouvait-elle retrouver, sur les brèves indications reçues par une radio nasillarde, celui où se dissimulait le fauve ? Cela fait partie des nombreux mystères de l'Afrique.

Dix minutes plus tard, nous étions sur site. Un autre 4×4 était aux aguets devant un gros buisson. Juliet et Clémence pointèrent leurs jumelles et j'avais beau zoomer avec mon appareil photo, nous ne vîmes que des feuilles et des branches. Comme toi, Tesson, Clémence et moi eûmes plusieurs fois l'illusion qu'elle était là. Nous la voulions tellement que nos cerveaux en avaient fait l'ébauche.

Après une trentaine de minutes, Juliet, la mort dans l'âme, nous dit qu'il était plus sage de renoncer, il fallait remonter vers le nord pour rejoindre les bords de la rivière et arriver avant la nuit.

Notre pisteuse, vexée d'avoir raté le léopard, partit à l'assaut d'un monticule rocheux qui était un repaire de lions. Au milieu de cette plaine immense, les dieux avaient parsemé le paysage de galets géants empilés les uns sur les autres sur lesquels des arbustes chétifs et échevelés se battaient pour survivre. Un paradis pour les lionnes qui pouvaient se prélasser sur les grosses pierres plates réchauffées par le soleil pendant que leurs lionceaux profitaient de cet énorme terrain de cache-cache pour répéter, sans enjeux, les tactiques de chasse et les postures des combats qui décideraient des dominances. C'est une Juliet déterminée qui nous fit une séance de rodéo sauvage à la recherche des « *cats* ». Son honneur était en jeu. Elle était l'une des très rares guides femmes et on sentait bien que sa résolution à nous montrer au moins un lion tenait aussi à asseoir sa place parmi la communauté de mâles. Mais pas la moindre moustache !

Obnubilées par la recherche des félins, on en oubliait presque les immenses troupeaux qui coloraient la savane dorée. Au détour d'un chemin, nous nous trouvâmes, non pas nez à nez, mais plutôt quasiment entre les pattes de deux girafes. D'une allure dégingandée mais paradoxalement avec grande élégance, elles firent quelques pas de côté. Si Sophie la girafe a familiarisé des générations d'enfants à cet étrange mammifère, il n'en reste pas moins que la rencontrer, là, chez elle, reste un choc. Quel étrange animal, tout en disproportion ! On pourrait croire à un croisement improbable entre un diplodocus pour la longueur du cou et un guépard pour la beauté de la robe, le tout sublimé par des yeux de biche allongés par des cils à faire pâlir les drag queens. Née à la préhistoire, elle a pourtant le chic d'une femme moderne, et mâles et femelles partagent les mêmes codes de séduction. Tout en gardant les sabots sur terre, elle flirte avec le soleil qui lui offre en retour ses rayons pour illuminer sa parure d'une belle couleur miel acacia.

Un peu plus loin paissaient des gnous auxquels se mêlaient des zèbres… la routine. L'endroit était idéal pour notre premier lunch dans la brousse. Le tableau était parfait.

Nous nous arrêtâmes sous un arbre, avec un champ de vision dégagé à 360 degrés… tout semblait paisible mais nous étions tout de même au beau milieu de la vie sauvage. Il y a quelques jours encore, je déjeunais aussi frugalement que rapidement dans mon bureau, le nez collé à mon ordinateur…

Nous profitâmes de ce moment hors du temps pour faire plus ample connaissance avec Juliet. C'était une femme énergique et joviale, mère d'un enfant de douze ans. Elle nous expliqua que c'était l'une de ses sœurs qui en avait la charge pendant qu'elle faisait découvrir son pays aux touristes. Son statut de chauffeur-guide lui permettait de gagner un bon salaire, suffisant pour qu'elle puisse offrir à son fils et aux enfants de sa sœur des études supérieures. L'avenir du pays est en marche à grande vitesse. Les femmes ont pris le volant.

Nous terminions notre repas quand Juliet reçut un nouveau message. Le léopard était toujours dans le fameux buisson, une voiture l'avait aperçu. Voulions-nous revenir sur nos pas ? Évidemment !

Nous remballâmes prestement les restes de notre pique-nique et nous voilà reparties sur nos pas.

Cette fois-ci, pas question qu'il nous échappe. Nous fîmes quelques kilomètres en sens inverse, sans aucun panneau ni GPS, et Juliet nous ramena au pied du repaire de *notre* léopard. Nos six pupilles scrutaient à nouveau les branchages au travers desquels tombaient des trous de lumière. Il fallait être patientes. Notre panthère aussi se méritait.

Au bout d'un bon moment à nous fatiguer les yeux, Sa Majesté se décida à sortir de son abri !

Ce fut un grand frisson de safari. Elle marchait lentement en roulant des épaules, d'un pas chaloupé, la queue arrondie en guise de balancier. Sa robe miel aux motifs roséiformes d'un noir intense était d'une incroyable beauté. À partir de l'encolure, les rosettes se transformaient en taches pour moucheter son profil de déesse. J'ai toujours hésité à porter des vêtements à imprimé léopard, ne sachant pas si c'était chic ou vulgaire. Mais sans aucun doute, notre panthère était l'élégance incarnée. Elle alliait puissance, quiétude et une once de féminité. Mais ce qui était le plus fascinant, c'était sa façon d'être au monde. Elle était impériale, elle nous ignora superbement. Nous ne méritions pas son attention. Elle était de l'étoffe des grands, de ceux qui inspiraient le respect. La rencontrer était un privilège. Contrairement aux reines de pacotille, sa robe ne cherchait pas à attirer l'œil. Au contraire, elle était là pour se fondre dans la nature, pour s'évanouir dans les buissons où les jeux d'ombre et de lumière étaient ses meilleurs alliés. Héméra et Nyx étaient à son service.

Déférence gardée, moi l'humble débutante, sur toi je renchéris. Et qu'au moins, si tes pages valent mieux que les miennes, ma panthère soit aussi royale que la tienne !

Tu m'accorderas que Brassens dit si bien les choses.

Elle marcha tranquillement auprès de nous une bonne quinzaine de minutes. Juliet la suivait sans l'oppresser. Nous pouvions l'admirer, la photographier, la filmer. Si ta panthère avait revêtu les couleurs de l'hiver, la mienne portait celles de la chaleur de la savane.

Soudain, elle leva la tête, huma l'air, changea de cap et se mit à trottiner… droit vers nous. Trente mètres, puis vingt, puis dix… On prit conscience alors que notre voiture n'avait ni portes ni fenêtres… Clémence qui était en train de la filmer s'exclama :

– Mais elle court vers nous…

J'eus cette brillante repartie :

– Ah oui, quand même…

On aimerait avoir davantage d'à-propos dans ces moments-là…

Nous ne saurons jamais ce qui s'est passé dans la tête de l'animal pour qu'il se faufile sous notre voiture et disparaisse dans les hautes herbes.

Alors que tu as observé ta panthère à plus de cent mètres pendant des heures, la nôtre nous avait gratifiées d'une fugace et, somme toute, inquiétante proximité. S'embarrassant peu de notre insignifiante présence, elle avait décidé de son chemin et avait coupé au plus court.

Tu évoques le caractère sacré d'une telle rencontre. Je recommande à ceux et à celles qui ont perdu la foi de partir à la rencontre des bêtes. Mais par rapport à ton expérience, j'avais un énorme avantage : celui de partager ce moment indicible et rare avec ma fille. Munier, celui qui t'a embarqué dans la traque de la panthère, et que l'on imagine taiseux, s'est ouvert à toi pour te parler de son père. Ce dernier lui a donné le goût de la traque photographique car il voulait que son fils connaisse lui aussi le bonheur que représente l'apparition d'une bête. Et moi, ici, j'avais eu la chance d'éprouver ce frisson avec Clémence.

Brun chaud

Au détour d'un dernier virage, nous aperçûmes le camp. Des tentes discrètes avec leurs toits de chaume se fondaient parfaitement dans le paysage. Pas question ici de voler la vedette à Dame Nature. Rien ne devait gâcher cette perspective sur l'infini, juste balafré par le cours inquiétant de la Mara River infestée de crocodiles.

Un ami de Lebouteux me raconta plus tard que la construction des camps était réglementée, ils devaient se trouver à deux kilomètres de la rivière. Ce n'était visiblement pas la distance à vol d'oiseau qui avait présidé à l'emplacement du lodge. Perché sur un promontoire, le rejoindre nécessitait forcément un trajet en danseuse pour arriver au sommet de la colline… Le compte y était presque. Mais cette vue époustouflante justifiait quelques arrangements avec la mesure.

Nous étions loin des trottoirs gris de Paris, et nous n'avions croisé aucun être humain depuis des heures. Un luxe absolu. Nous avions parcouru des kilomètres et, depuis la rencontre avec notre panthère, nous n'avions vu aucun autre bipède. En revanche, dans cette brousse hérissée d'acacias, nous avions côtoyé des milliers de gnous et de zèbres et tant d'autres espèces. Où donc était passée la citadine angoissée quand elle se trouvait isolée à la campagne ? Ici je m'épanouissais dans le silence en contemplant la savane qui se déclinait en jeux de lumière : du vert au jaune paille en passant par un brun chaud aux reflets dorés. Cette lumière insolente changeait la couleur du monde en fonction de son humeur, écrasante ou caressante.

Je me rendis compte que je n'avais pas pris une seule note au cours des dernières heures. Trop excitée et trop absorbée par la traque des animaux. Tant de beauté avait sidéré ma pensée qui s'en était trouvée asséchée. C'était mal parti pour notre conversation si le sublime me rendait muette.

Mais ce n'était pas la beauté qui avait bloqué les mots. C'était l'excitation. Au même titre que le stress, elle met le cerveau en état d'alerte favorisant la pensée opératoire au détriment d'une pensée divergente. À la faveur du repos et des rêveries, le cerveau active des réseaux neuronaux qui, en connectant des zones plus éloignées, créent des associations erratiques d'où jaillit, parfois, la créativité. Force est de constater que la science est de mon côté pour prôner le repos. Et des exemples fameux illustrent mon propos. Newton se reposait sous un pommier quand lui vint l'illumination de la gravitation universelle et Archimède poussa son eurêka dans une baignoire. La sieste et le bain… Santiago Ramón y Cajal, prix Nobel de médecine, qui s'y connaissait en cerveau pour avoir décrit son organisation neuronale, écrivit à l'intention des jeunes chercheurs : « Si la solution n'apparaît pas et que vous avez pourtant l'impression que le succès est à portée de main, allez vous reposer. Quelques semaines de détente et de tranquillité à la campagne apportent calme et clarté d'esprit… La fleur de la vérité pourra alors éclore… »

Plus jeune, Clémence, un peu en décalage avec son temps et ses pairs, lisait beaucoup et passait de longs moments dans les limbes de ses rêveries. Cela avait pour effet d'éveiller son imagination. Un jour, alors que j'étais perplexe devant une œuvre d'art contemporain, elle m'assena sans ménagement : « Tu n'as pas assez d'imagination pour l'aimer. » Les enfants ont parfois une clairvoyance cruelle.

Ce voyage en Tanzanie m'offrait ses vastes étendues pour sortir mon cerveau de sa gangue sclérosante. Je sentais naître ce frémissement de pensées qui allait guider ma plume.

Arrivées au camp, nous allâmes déposer nos bagages dans notre tente. Ne sachant pas trop à quoi m'attendre, ce fut une très agréable surprise. Les murs étaient certes en toile mais l'aménagement était digne d'un quatre-étoiles. Des lits jumeaux nous tendaient leurs draps agrémentés de coussins assortis au couvre-lit. À l'arrière des lits, deux jolies vasques, surmontées d'un grand miroir, étaient posées sur un beau plateau en bois massif. La partie plus intime de la salle de bains était séparée de la zone de couchage par un mur brun de béton ciré, doux au regard et au toucher. L'ensemble était élégant et cosy.

Sur chaque côté, de larges ouvertures en rideaux de tulle faisaient office de ventilation naturelle tout en nous protégeant des moustiques et en nous offrant la perspective de la savane. J'ai bien conscience que ces lignes, évoquant un confort très bourgeois, m'éloignent de toi et peuvent susciter un léger mépris. Quand tu ne dors pas à la belle étoile, ton plus grand confort réside dans une cabane, un refuge ou une yourte où les nomades d'Asie centrale t'offrent l'hospitalité. Mais nous allions passer notre première nuit au milieu de la brousse, domaine des bêtes sauvages, avec comme seul rempart une toile de tente. Pour les citadines que nous étions, c'était déjà le grand frisson.

Une heure plus tard, après un peu de repos et une douche régénératrice, nous trinquions à notre aventure depuis la terrasse du mess. Celle-ci offrait une perspective incroyable sur la Mara River dans laquelle se rafraîchissait un troupeau d'éléphants.

La rivière, large, s'étirait entre des berges irrégulières. Le niveau d'eau relativement bas révélait un fond tourmenté par des monticules rocheux créant par endroits des passerelles. Tesson, si ta Berezina ressemblait au Loiret, cette rivière ressemblait bien à la Mara River de mon imagination.

La splendeur du paysage, le cocktail et la fatigue aidant, mon esprit se mit à nouveau à vagabonder et libéra l'image de Meryl Streep se faisant laver les cheveux au bord de cette rivière par un Robert Redford lui déclamant des vers. À quoi tient la sensualité si particulière de cette scène ? À la beauté et au talent de ces deux acteurs ou bien à l'Afrique ? Je me gardai bien de répondre et me laissai juste emporter par le trouble délicieux éveillé par la puissance de l'image.

Ce soir-là, le ciel enflamma l'horizon et mit le feu à la savane.

Plus tard, dans la pénombre de notre tente, alors qu'un vent léger nous apportait la fraîcheur de la nuit par les moustiquaires, Clémence m'interrogea : « Tu penses que les animaux nous épient ? » Cette idée de zoo inversé, les hommes observés par les bêtes, me fit sourire. Mais ici point de sensation d'enfermement, dans cette tente offerte aux quatre vents, la perspective de la savane faisait naître un sentiment puissant de liberté, aiguillonné par une légère appréhension. Les bêtes étaient bien là, tout autour de nous.

Éminences grises

Le lendemain matin, nous devions quitter la région de Kogatende, partie la plus septentrionale du Serengeti, pour rejoindre Grumeti. Juliet avait bien compris que nous n'étions pas des lève-tôt et nous nous retrouvâmes à huit heures, après avoir pris le temps de savourer un copieux petit déjeuner.

Nous longions la rivière depuis un bon quart d'heure quand nous aperçûmes une dizaine d'éléphants. Juliet nous expliqua que le troupeau fonctionnait sous le régime du matriarcat. Nous étions donc en présence d'un groupe de femelles plus ou moins apparentées. Dans les familles, seuls les jeunes mâles sont tolérés. À l'âge adulte, ils sont condamnés à vivre en solitaire et ils ne sont les bienvenus que lorsque les femelles ont besoin de leur semence, ce qui les rend parfois hargneux. Les mâles, réduits à une pure fonction de géniteur, ne sont pas concernés par la garde des enfants, ce dont beaucoup d'espèces s'accommodent fort bien. Guidé par la femelle la plus âgée, le groupe s'apprêtait à traverser la rivière à un endroit peu profond mais relativement large et nous aperçûmes entre les pattes d'une mère un éléphanteau, qui, d'après Juliet, n'avait que quelques jours. Les femelles se mirent en file indienne, la mère et son éléphanteau au milieu, et le cortège entreprit la traversée. Les grosses de la troupe ne risquaient pas grand-chose car les prédateurs ne pouvaient que se casser les dents sur leurs peaux cuirassées datant du temps des cavernes. Au besoin, leurs longues défenses effilées pourraient transpercer les flancs des prédateurs affamés. Le petit, en revanche, était une friandise pour crocodiles. Il avançait, protégé entre les pattes de sa mère, mais le groupe entier de femelles assurait sa sécurité. Il faut dire que les presque deux ans de gestation rendent les petits très précieux et contribuent à la sororité des éléphantes. Arrivé sur l'autre rive, le troupeau s'octroya une pause. Tandis que certains se désaltéraient, d'autres se projetaient des jets de boue à grands coups de trompe. Malgré ce soin de peau quotidien, les éléphants ont un cuir extrêmement ridé et ce, dès leur plus jeune âge. À méditer par celles et ceux qui dépensent des fortunes pour pareil traitement. Les bains de boue, avant d'être des miracles de jouvence, sont surtout des plaisirs très régressifs. Passé un certain âge, notre bonne éducation nous oblige à trouver un subterfuge pour nous y adonner sans remords.

Pendant ce temps, la mère du plus jeune s'octroyait un moment d'intimité avec son petit qu'elle caressait tendrement de sa trompe. En réponse, il balançait cet étonnant appendice dont il n'avait visiblement pas toute la maîtrise. Sa trompe se contentait de suivre de manière désordonnée les mouvements de la tête, tel un petit enfant qui cherche à tenir debout sur des guibolles flageolantes. Les siennes avaient été en état de marche dès le premier jour. L'Afrique a ses exigences. Marche ou crève.

Un peu plus loin, nous aperçûmes le prédateur tant craint par la mère pachyderme. Ce crocodile n'était pas pour l'instant en état de nuire, terrassé par une digestion difficile. Son énorme ventre était échoué sur la plage et, au vu de sa taille, devait renfermer un gnou entier. Peut-être serait-ce son unique repas de l'année. C'était un adepte des grosses bouffes entrecoupées de larges périodes de jeûne. De ses mâchoires fermées sortaient des dents menaçantes que son énorme gueule ne parvenait pas à contenir. La peau gris anthracite de son dos alignait en rangs serrés ses scutelles dures et épaisses, plus propices à faire des gilets pare-balles que des sacs à main. Son ventre lisse était son point faible mais je n'avais aucune envie de vérifier sa sensibilité aux chatouilles.

Les crocodiles ont une particularité biologique intrigante. Leur processus de différentiation sexuelle n'est pas dicté par leurs chromosomes mais par des facteurs environnementaux. L'augmentation de la température entraîne généralement une sur-représentation des femelles. On peut, dès lors, s'interroger sur l'impact du réchauffement climatique. Ne va-t-il pas être la cause de la disparition de cette espèce ? Un ratio inapproprié entre mâles et femelles peut être fatal, bien que la prépondérance des femelles soit la version la moins défavorable... Une espèce peut bien se suffire de quelques mâles !

Ces biais de ratio, en fonction de l'environnement, existent dans d'autres espèces et favorisent, pour le sexe le moins représenté, la multiplication des partenaires. Mais l'homme devra trouver un autre prétexte pour excuser cette fâcheuse tendance ! Le règne animal nous apprend aussi que la monogamie favorise les soins parentaux partagés mais nous enlève toute illusion sur la longévité des couples. Le divorce, chez la plupart des espèces monogames, survient sitôt les nouveau-nés élevés. Heureusement qu'entre-temps Beigbeder nous a rassurés en affirmant que l'amour chez les humains dure... au moins trois ans ! Mais il semblerait qu'avec les réseaux sociaux le temps des amours continue à se réduire.

Ces réflexions m'ont un peu éloignée de notre crocodile repu mais une question persiste :

pourquoi la nature préserve-t-elle ce mode de reproduction dépendant de l'environnement ? Peut-être pour garder une certaine flexibilité face à ses propres changements d'humeur.

Noir de monde

Nous les vîmes arriver par milliers, en colonnes. Les gnous et les zèbres striaient la colline de longues bandes noires de bétail sauvage. Cela donnait l'impression d'une armée regroupant ses forces. Bien difficile de savoir qui commandait à ces sections de converger vers ce point précis, là, juste devant nos yeux. Le but de cette cavalcade semblait être de traverser le lit d'un cours d'eau quasiment asséché. J'ai en tête, comme tout le monde, ces images de la Mara River grouillante de bêtes affolées lors de traversées au milieu des crocodiles qui prélevaient férocement un droit de passage. Ici, l'enjeu était plus difficile à comprendre. Avec ses quelques flaques, ce modeste affluent ressemblait davantage à un large fossé, et pourtant, l'instinct grégaire des gnous leur dictait de se regrouper pour traverser ce mince cours d'eau. Il y avait maintenant un très fort attroupement aux abords de l'obstacle et personne ne se décidant à faire le premier pas, la situation devenait de plus en plus chaotique.

Les zèbres prirent alors les choses en main. Cette symbiose entre les deux espèces peut à première vue étonner. Les uns sont si racés, si élégants et les autres si mal foutus et vêtus comme des zadistes ! Leur complicité tient à la complémentarité de leurs compétences. Les gnous n'ont pas leurs pareils pour s'orienter vers les pâturages reverdis par les pluies et trouver les points d'eau. Les zèbres, quant à eux, mettent au service du groupe leur aptitude à repérer les prédateurs. D'autres espèces collent aux sabots de l'ensemble, et c'est ainsi que la Tanzanie est animée par ces grandes rondes migratoires.

Je ne sais si des sentinelles avaient perçu l'approche de quelque danger ou si les zèbres avaient tout simplement envie de voir si de l'autre côté l'herbe était plus verte, toujours est-il qu'ils s'engagèrent dans la traversée. Cela fut le signal d'un grand ébranlement de bêtes et des milliers de têtes se ruèrent littéralement dans l'étroit passage qu'ils avaient choisi, ce qui déclencha une bousculade gigantesque bien plus dangereuse que de se mouiller les sabots dans ce filet d'eau.

Nos comportements n'étant jamais si éloignés de ceux des animaux, nous avons sûrement à apprendre de ces phénomènes pour comprendre les mouvements de foules incontrôlés et meurtriers. Dans une société éminemment individualiste, où chacun veut s'affirmer indépendamment des autres, l'instinct moutonnier refait immédiatement surface dès la perception d'un danger réel ou imaginaire. La rationalité individuelle est alors contaminée par une panique collective qui entraîne le chaos. Et voilà comment notre fameuse matière grise corticale, siège de notre fierté et des fonctions cognitives supérieures, est mise K-O par les cerveaux, limbique et reptilien, gérant respectivement les émotions et l'instinct de survie. Notre animalité n'est jamais bien loin…

Clémence, médusée par ce spectacle, eut cette remarque sarcastique témoignant d'un chagrin enfoui depuis l'enfance :

– Ils sont si bêtes qu'ils ont tué Mufasa !

Mais qui a tué le Roi lion, son frère Scar machiavélique et envieux, ou l'aveuglement du troupeau ? C'est souvent la folie d'un chef mégalomane et sa capacité à manipuler les masses qui provoquent les grandes tragédies de ce monde.

Cher Tesson, toutes ces bêtes m'ont fait tourner la tête et je te sens un peu circonspect. Je subodore que le troupeau n'est pas ta tasse de thé, pourtant ces bêtes ont un trait commun avec toi. Ce sont des nomades.

« Croissez et multipliez, répandez-vous sur la terre. » C'est par ces mots que le Créateur lança la grande compétition : la conquête du Monde. Force est de constater qu'ici, dans ces vastes plaines du Serengeti, le gnou l'emporte haut le sabot… Nul autre grand mammifère ne peut rivaliser avec lui en termes de nombre. Sans grande qualité intrinsèque, peu auraient parié sur ce bovidé ordinaire. C'est son nomadisme qui a fait son succès. Il lui permet de se trouver toujours là où l'herbe est plus verte et l'eau plus abondante. De plus, cela empêche les grands carnivores, sédentaires et territoriaux, bourgeois en quelque sorte, d'augmenter en trop forte proportion leur population. Une lionne avec de la nourriture ad libitum aura jusqu'à quatre lionceaux par portée. Inversement, si les proies se font rares, elle ne donnera naissance qu'à un seul petit. De manière générale, sans l'homme pour perturber le dispositif, la nature calcule plutôt bien.

Ce migrant perpétuel trouvera donc sans doute grâce à tes yeux. Toi non plus, tu n'aimes pas t'enraciner. Tu écris que les bouffeurs d'horizons, les défricheurs d'espace et les porteurs de souffle savent que s'arrêter, c'est mourir. Tu aimes aussi parcourir le monde à un rythme lent, souvent à pied, c'est ta façon de rendre hommage aux paysages, de leur offrir ton temps. Dix minutes après sa naissance, le gnou est capable de marcher et une demi-heure plus tard, il trottine aux côtés de sa mère. Il ne s'arrêtera plus. Mais contrairement à lui, marcher est ta façon à toi de quitter le troupeau, pour te réfugier dans une solitude qui t'est devenue nécessaire.

Et moi, comment trouver un peu d'indulgence à tes yeux, dans ce 4×4 pour touristes ? Pour ma défense, j'avancerai qu'il est interdit, mis à part quelques exceptions, de parcourir la savane à pied…

Une heure plus tard, l'inconfort de ma position de touriste allait encore s'aggraver.

Brique

Les premiers villages étaient constitués de huttes très sommaires aux murs recouverts de boue. En nous amenant à sortir du parc national, notre itinéraire nous obligeait à emprunter des chemins traversant un paysage rural, à la physionomie variée.

La structuration de l'habitat répond à une sédentarisation plus ou moins récente. Par moments, la boue est remplacée par des briques artisanales et le chaume des toits s'épaissit. Certaines cahutes se regroupent alors derrière des palissades faites de magnifiques enchevêtrements de branchages morts.

L'invariance tient à la répartition des tâches des habitants. Les enfants surveillent les troupeaux, les femmes sont dans les champs, courbées sur leurs binettes, pendant que les hommes, assis en groupe, palabrent. Tu as, toi aussi, fait le constat que, dans de nombreux pays, beaucoup d'hommes s'adonnent à l'unique occupation qui est de suivre l'ombre d'un arbre au fur et à mesure que le soleil se déplace dans le ciel, pendant que les femmes s'affairent aux moissons.

Ici, les femmes, même dans les champs, restent élégantes avec leurs foulards portés en turban et leurs robes colorées. Je trouve cette élégance admirable. Elle témoigne du fait que les femmes ne s'oublient pas complètement. Ces coquetteries ne sont pas anodines, à l'heure où le régime taliban ordonne la fermeture des salons de beauté, privant les femmes afghanes de ce dernier refuge où elles pouvaient prendre soin de leur corps après avoir été privées des nourritures de l'esprit. Mais les extrémistes n'ont pas tort en affirmant que la coquetterie est dangereuse, elle peut donner le goût de la conquête, le courage d'être non plus aux fourneaux mais sur le devant de la scène.

Ici, tout espoir n'est donc pas perdu mais le chemin vers l'égalité, dans le monde paysan, semble aussi long que les pistes africaines. Soulignons cependant que la Tanzanie a une femme présidente qui, fait étonnant, est la troisième épouse d'un mari polygame. L'Afrique n'est pas à un paradoxe près mais faisons-lui confiance. Des femmes comme Juliet sont au volant et Samia Suluhu Hassan à la tête du pays.

Dans les troupeaux cohabitent des chèvres et des vaches faméliques tout en cornes et en os.

Alors que les zèbres ont des croupes bien rebondies, on craint chez ces bovins asservis de voir les crêtes iliaques de leurs arrière-trains décharnés leur transpercer le cuir. Est-ce la domestication, les parasites ou la malnutrition qui rendent ces herbivores si maladifs en comparaison de leurs élégants cousins ? Quoi qu'il en soit, la privation de liberté ne leur va pas bien au teint. Amusant de constater que, chez l'homme, c'est exactement le contraire. Alors que toi, le nomade, tu parcours les steppes avec un corps aussi léger que ton baluchon, les politiques de santé de nos pays trop bien lotis luttent contre l'obésité et la sédentarité galopante en prônant les dix mille pas par jour. Moi, la psychiatre, je sais que ça fait aussi du bien à la tête, mais je ne t'apprends rien. La marche te permet d'avoir une emprise sur le temps qui passe, à pied, on le ralentit forcément. L'effort prolongé te procure de bonnes doses d'endorphines, pour le plus grand bonheur de ton cerveau, et te permet d'évacuer ton trop-plein d'énergie. Et puis, les longs périples offrent à ta pensée la liberté de divaguer. Le soir, après des heures de marche, ton esprit ira fouiller ta mémoire pour noircir les pages blanches de ton cahier.

Des habitations moins rudimentaires pointaient maintenant leurs toits de tôle. Les briques de terre de belle couleur brune étaient remplacées par des parpaings et, au fur à mesure que nous avancions, les maisons perdaient leur caractère et gagnaient en volume. Ce gradient de confort, assorti d'une certaine laideur, était proportionnel au degré d'urbanisation du paysage. On passait du Moyen Âge… aux antennes paraboliques.

Mais qui peut reprocher aux hommes de vouloir regarder les matchs de football à la télévision et aux femmes de posséder un évier et l'eau courante ? Le seul invariant est que les hommes restent assis pendant que les femmes sont courbées sur leurs labeurs.

Avec les murs des maisons, se dressaient des barrières bien plus hermétiques. Les salutations joyeuses des enfants laissaient place à une relative indifférence. Les gens étaient pour la plupart inattentifs à notre passage mais j'ai croisé aussi des regards qui m'ont paru hostiles parmi des jeunes hommes regroupés au centre des bourgs, trônant sur leurs motos « *made in China* ». Que pensaient-ils de nous ? Que nous étions les nouveaux colonisateurs ? Que nous étions obscènes dans nos voitures ? Certes, il est difficile de faire un safari au milieu de la vie sauvage à vélo et notre 4×4 se justifiait mieux ici que sur la place de la Concorde. Mais, Tesson, tu l'as bien compris, mon humour n'est que l'expression d'un malaise.

Toi, le voyageur à pied, à skis, à cheval ou en side-car, tu ne déclenches aucune hostilité car tu sais te faire discret. Et pour cela, je t'enviais.

J'aurais voulu être invisible et me fondre dans le paysage.

Peu de temps après, nous arrivâmes au lodge de Grumeti où nous attendaient Lebouteux et son staff. Tant de manifestations de bienvenue nous mirent du baume au cœur. Le camp était tenu par une équipe jeune et aussi souriante que Juliet.

Émeraude

Trônait à l'entrée de la vaste salle à manger un couple de grands singes, bras ballants, cou rentré dans les épaules, l'air penaud. L'accablement qui émanait de ces sculptures africaines était accentué chez le mâle par son pénis en berne. L'allure générale évoquait un Picasso dans sa phase *art primitif.* Renforçant cette impression, les deux singes avaient en main… des boules de pétanque, sport prisé du maître catalan.

Les canapés vert émeraude nous tendaient les bras mais la terrasse, encore plus attrayante, nous offrait le vert de la savane à perte de vue. Les graminées ondulaient sous la brise. Des aires vert tendre alternaient avec des zones déjà dorées par le soleil. Les acacias, perchés sur une jambe élancée, balançaient leurs branches au plus haut de leur cime. Pas le choix, il faut sauver ses feuilles de toutes les bouches gourmandes. Quelques arbustes ne s'étant pas élancés vers le ciel assez vite avaient perdu leur frondaison. Leurs silhouettes spectrales hantaient la savane. D'autres avaient été réduits en un tas de petit bois, une fois leurs feuillages ingurgités par des éléphants peu reconnaissants.

Constitué de tentes agréables, légèrement en surplomb sur des terrasses permettant d'avoir une large vue sur la savane, Grumeti est un camp plus vaste que celui de Mara. Ici aussi, hors de question d'abîmer le paysage avec des bâtiments arrogants. Les infrastructures, bien que très confortables, savent se faire oublier.

Nous retrouvâmes avec plaisir Lebouteux. Nous avions déjà tant à lui raconter.

Je l'avais rencontré lors d'un vernissage au cours duquel s'était constitué autour de lui un petit groupe attentif à ses récits d'Afrique. Comme beaucoup, je rêvais d'aller à la rencontre des grands fauves et j'avais promis à Clémence qu'un jour nous ferions ce voyage. Peu avare de parler d'un pays dont il était tombé amoureux, et de faire par là même la promotion de ses safaris, Lebouteux me laissa sa carte professionnelle. De retour en Tanzanie, en bon commercial, il poursuivit la publicité en m'envoyant de belles images. Nous devînmes amis.

Nous dînâmes ce soir-là face au grand vert avec Lebouteux, Samwel et Udo, trois personnages hauts en couleur.

Lebouteux était un drôle de gars. Ingénieur des Ponts et Chaussées, quand il s'extasiait devant le pont Alexandre-III, c'était d'abord pour l'audace de son arche unique avant d'en apprécier ses Renommées en bronze doré ou ses candélabres. Sortant de la voie toute tracée vers laquelle l'orientait son profil de bon élève, il quitta, après quelques années, Air France où il était destiné à poursuivre une carrière de cadre pour… aller voir des animaux en Tanzanie. À défaut de construire des ponts, il fallait bien construire quelque chose. Qu'à cela ne tienne. Il inventa les premiers éco-lodges, alors que l'écologie était encore un concept partagé uniquement par quelques défenseurs du Larzac. Inventivité, bon sens et amour de la Tanzanie allaient être les moteurs de cette aventure.

Il embarqua dès le début de cette entreprise un autre ingénieur, Udo, aussi décalé que lui. Udo était un Allemand qui préférait le bon vin à la bière, et c'est peu dire de son atypicité ! Il aimait sûrement plus les animaux que les hommes et, sous prétexte de s'inspirer des lieux, il s'installait plusieurs semaines, seul, au milieu de la brousse sur les sites des futurs lodges. En fonction du vent, du paysage, des animaux, des sources d'eau potentielles, il choisissait l'emplacement idéal du camp.

Samwel arriva plus tard dans l'équipe et représentait la relève. Lui était Tanzanien, Massaï et solaire.

Le projet débuta pas à pas. Il fallait apprendre l'Afrique pour mieux la respecter. Il fallait aussi innover pour ne pas l'abîmer. L'énergie photovoltaïque parut une évidence. Exit les générateurs bruyants qui nécessitent d'être alimentés en diesel par une noria de camions, mais cela demandait un peu d'ingéniosité pour dissimuler les installations et éviter toute pollution visuelle.

Au fil des ans, la performance des panneaux solaires s'avéra tellement productive que Lebouteux, armé de son esprit de discernement doublé d'un solide sens de l'économie, décida d'en faire bon usage. Pourquoi ne pas utiliser les kilowatts-heures excédentaires pour des voitures électriques ? Pas facile de trouver des 4×4 électriques adaptés aux pistes chaotiques de la savane. Qu'à cela ne tienne, il s'acoquina avec de nouveaux ingénieurs pour convertir ses plus vieux 4×4 diesel en voitures électriques… silencieuses. Comme les animaux, Lebouteux n'aimait pas le bruit.

La rationalité du système ne s'arrêtait pas à la production d'énergie, tout fut pensé pour minimiser l'impact des happy few dans ces sites sublimes. Lebouteux et Udo avaient gardé une âme d'enfant et s'étaient inventé un jeu de construction sur mesure pour ingénieurs adultes épris d'animaux et de grands espaces.

Ce soir-là, l'assemblée fut joyeuse et un peu bruyante. Tout le monde y allait de son anecdote.

La douceur du soir et le bon vin délièrent les langues. Clémence se montra tout à fait à l'aise dans cette ambiance masculine quelque peu rustique. Elle interagissait avec les uns et les autres aussi à l'aise en français qu'en anglais, me venant en aide quand un mot me manquait dans la langue de Shakespeare. Indéniablement, ma fille avait grandi. C'est dans ces circonstances, loin du foyer, que l'on découvre ses enfants adultes.

Je ne me rappelle pas précisément ce qui amena Samwel à nous confesser en fin de repas qu'il était animiste. En cela, il échappait aux deux religions qui se partagent le marché de la Tanzanie, le christianisme et l'islam. L'animisme, ne s'établissant ni sur des écrits ni sur des rites, sans interdit, ni commandement, offre un bel espace de liberté.

Jusqu'à cette discussion, j'étais persuadée que cette religion ancestrale faisait partie du passé et, ayant parfois du mal à croire en l'âme humaine, en prêter à tous les éléments de la nature me paraissait excessif. Mais pour un Massaï, la nature est une mère qui infuse son âme à l'ensemble de sa progéniture. Au-delà de nourrir et d'enseigner, elle sait se montrer généreuse envers ceux de ses enfants qui vivent en harmonie avec elle.

Que les animaux ressentent des émotions, pour moi il y a peu de doute. Il suffit d'entendre notre chat pleurer devant la porte quand Clémence quitte l'appartement pour en être persuadé. Par ailleurs, mes travaux de recherche portent sur les processus émotionnels que j'étudie aussi bien chez l'homme que chez la souris. Comme les patients, les souris que nous déprimons perdent la saveur des choses, le plaisir sort de leur vie. Dans le but de proposer davantage de solutions thérapeutiques à nos patients, nous cherchons les mécanismes qui permettent de guérir ces phénotypes dépressifs induits. Nos petites souris de laboratoire sont nos alliées pour combattre la dépression, maladie du XXIe siècle.

De plus, beaucoup d'animaux sont capables d'avoir des attitudes de réconfort face à un congénère angoissé. Ils témoignent leur empathie par des gestes affectueux et des vocalisations particulières. Les humains n'ont pas le monopole du cœur.

Pour les plantes, j'étais plus dubitative même s'il devient très à la mode de leur parler ou d'embrasser les arbres.

– C'est parce que tu ne connais pas les tactiques des acacias pour survivre à la voracité des girafes. Lorsqu'ils sont broutés, ils produisent davantage de tanins qui rendent les feuilles plus amères. Ils émettent alors des phéromones qui, transportées par le vent, préviennent les voisins qui sécrètent préventivement la substance aversive. Voilà un bel exemple de solidarité et de communication !

– Soit, mais les pierres…

Samwel sourit.

– Les pierres apportent de l'énergie. Vous verrez quand vous serez à Olduvai, les blocs énormes de granite qui surplombent le camp donnent une énergie incroyable. Quand je suis fatigué, j'arrive là-bas, je m'assois au sommet du rocher et, au bout de quelques minutes, je me sens régénéré. C'est très fort.

En le voyant si radieux, on n'avait qu'une envie, c'était d'y croire.

– En contrepartie, poursuivit-il, on doit respecter les pierres. Pour nos travaux, on casse les pierres mais on ne les scie pas. Ce sont elles qui décident de leurs fractures. À nous de nous accommoder de ce qu'elles nous offrent pour paver les allées et construire les murs.

Lebouteux renchérit :

– Dans nos campagnes françaises, nous avons de beaux villages fantômes, désertés par les hommes, mais construits avec des pierres vivantes qui leur conservent une âme. Malheureusement, les gens leur préfèrent des zones pavillonnaires aux maisons en murs morts.

Je souris. Ces mots auraient pu être les tiens, Tesson.

Leurs discours à tous les deux témoignaient d'un immense respect de la nature. C'est une écologie chevillée au corps, à la fois spirituelle et de bon sens, éloignée de toute idéologie. Ce n'est pas une écologie de circonstance destinée à des électeurs ou une écologie hystérisée dont le danger est d'aggraver les fractures de nos sociétés qui, alors, risquent de la rejeter. Et puis ici ni ors de la République, ni éléments de langage pour pervertir le discours. C'est une écologie pragmatique qui sait que la survie, en Tanzanie peut-être plus qu'ailleurs, dépend de la bonne entente entre l'homme et son environnement.

J'étais heureuse de partager ces moments avec Clémence. Elle reviendrait enrichie de ces discussions. À Paris, l'écologie est d'un autre ordre. Ici, elle se vit.

Notre nuit allait être peuplée par des rêves enchantés de plantes et de pierres qui parlent.

Noir brillant

Être sous les tropiques pour regarder les étoiles, c'est l'œil du Prince au théâtre, les stars du firmament vous font face. Les yeux vers le ciel, nous plongions dans ce spectacle que les hommes contemplent depuis des millions d'années.

Udo dégaina son télescope et Lebouteux, son arme de séduction massive : quoi de plus poétique que de raconter les étoiles ?

Le hasard du calendrier avait placé Orion dans notre champ de vision. Ce soir, il était en représentation. Les trois étoiles alignées de son baudrier étaient éclatantes et nous pouvions distinguer son arc. Je dois reconnaître que je n'avais pas imaginé si belle constellation pour ce chasseur géant supposé être lui-même d'une grande beauté.

Il existe de nombreuses mythologies sur Orion. Des récits variés relatent ses origines, ses exploits, ses relations troubles avec les femmes et sa condamnation par les dieux. Ma préférence va à la version que nous conta Lebouteux. L'histoire d'Orion et d'Éos, la déesse de l'Aube, entre dans la catégorie des amours contrariées. Les plus belles, car toutes les autres, on les connaît ; elles se terminent devant la télé ou au Palais de justice. Punie par Aphrodite qui l'avait trouvée dans un lit où elle n'aurait pas dû être, Éos est condamnée à ne tomber amoureuse que de simples mortels dont elle entraîne irrémédiablement la perte. Orion fut l'une de ses conquêtes. Il termina foudroyé par Zeus, pulvérisé en un amas d'étoiles. L'implacable mécanique céleste conduit Orion à ne retrouver Éos qu'un mois par an. Quand ils se retrouvent, c'est le moment où les aubes sont les plus rouges, enflammées par le trouble de la déesse du jour. Quand Orion quitte sa bien-aimée un mois plus tard, Éos ne peut retenir ses larmes qu'elle disperse dans les prés en une abondante rosée.

Cet amour qui durait depuis la nuit des temps me plaisait bien. Il faut juste accepter l'idée d'une suite de petits CDD pour éviter le désastre du CDI. Je me gardai de faire cette remarque à haute voix ; Clémence n'avait pas encore l'âge de ces renoncements. Tesson, ta passion des voyages t'a forcément fait opter pour les contrats à courte durée, avec l'inconvénient de la fin de contrat parfois brutale, au plus mauvais moment, au plus mauvais endroit, dans une forêt de Sibérie.

Bleu profond

Un soleil déjà gaillard effilochait la brume en fils d'argent, ouvrant les portes sur la savane dorée du matin. Contrairement à toi qui trouves la paix en battant les chemins pour tenter de rejoindre des horizons fuyants, je m'apaisais depuis la terrasse de ma tente en laissant mes pensées flotter vers l'infini. Mais alors qu'encore une fois tu peinais, cinglé par un vent glacial, dans une pente inhospitalière, je refermai ton livre et t'abandonnai à ton triste sort avec l'intention de m'adonner à des plaisirs impies. À Grumeti, un bassin creusé dans le roc permettait d'observer les animaux au milieu de la brousse tout en barbotant ! Clémence préféra rester en compagnie de Carrère qui était indéniablement plus en accord avec notre état d'esprit du moment.

Les lieux étaient totalement vides. J'entrepris courageusement de traverser le camp pour rejoindre mon espace de perdition. L'idée de témérité pour se rendre au bord d'une piscine peut paraître excessive mais le lodge, minuscule îlot non clôturé au milieu de la savane, est ouvert à la faune sauvage. Les animaux viennent d'ailleurs régulièrement s'y balader la nuit. J'espérais donc ne pas rencontrer une bête au rythme circadien perturbé.

Faire face à une hyène au détour d'un chemin peut se révéler désagréable même si le danger est très relatif. Les éléphants laissent parfois des indices de leurs passages nocturnes et indélicats, mais s'éloignent du camp au lever du jour et nous avions appris la veille qu'une lionne avait mis bas sous la terrasse d'une tente.

Je descendis donc vers le lieu du péché aquatique, l'œil aux aguets, pour détecter d'éventuels mouvements suspects dans les hautes herbes bordant les allées. À vrai dire, je m'étonnais de mon assurance car jusqu'à présent je n'avais éprouvé aucune crainte dans cet environnement pourtant si peu familier. Mon cerveau apaisé ne s'alarmait plus au moindre signal. Je commençais à m'éloigner de mes angoisses.

Mes tongs battaient lestement les travées faites de jolies pierres du pays, de couleurs chaudes et dorées. Certaines étaient constellées de brillants. Le pavement, bien que très confortable aux pieds, était irrégulier. Me remémorant notre conversation de la veille, j'enlevai mes tongs et poursuivis pieds nus pour mieux ressentir l'énergie des pierres. Je me connectais progressivement à l'Afrique.

Le point bleu du bassin surplombait l'immensité de la savane. La vue était grandiose et incitait à respirer profondément en prenant de grandes bouffées d'air qui déplissent jusqu'aux plus petites alvéoles des poumons et qui rendent heureux. De forme improbable, le bassin se dessinait entre plusieurs blocs rocheux. Pas question de détériorer la nature, c'était elle la maître d'œuvre, seule autorité tolérée par Udo. Et puis, il était de bon aloi de se faire discret pour proposer des plaisirs aussi inconvenants. Une piscine en pleine savane, cela n'allait pas de soi, même si le bassin était alimenté par l'eau du puits, pompée et filtrée grâce à l'énergie solaire.

Mais quoi de plus jubilatoire que de nager, seule, avec pour unique perspective la savane ?

Le bonheur est une ligne en pointillé, il ne faut pas rater les tirets sauf à tomber dans les brèches de l'incertitude existentielle.

Le corps immergé dans l'eau fraîche, le regard plongeant vers l'horizon aussi immense que l'océan, le processus de dilution ne tarda pas à se manifester. Mon esprit réclamait à nouveau le crayon et le carnet de notes.

Allongée maintenant sur un transat, je laissais ma pensée diverger et les mots affluer. Un oiseau en robe de diva vint sublimer ces instants séraphiques. Le plumage était d'un bleu profond, moiré, les yeux légèrement fardés d'un trait rouge orangé et la gorge arborait une parure dorée qui soulignait l'or de son bec. Ce premier violon proposa une phrase musicale répétitive sur trois tonalités. Les quatre premiers temps, aigus, furent suivis de trois notes intermédiaires pour se terminer par deux sons plus graves. Dissimulé au cœur du feuillage, le reste de l'orchestre lui répondit par une partition plus simple pour m'offrir une mélodie céleste.

Une brise légère caressait mes cheveux mouillés et séchait les fines gouttelettes qui glissaient le long de mon cou. Ma peau s'enivrait de soleil. En me prodiguant toutes ces délicieuses sensations, la nature m'invitait à me laisser aller à un état méditatif. Je repensai à une réflexion de Clémence, la veille, inspirée par la lecture de *Yoga* : « Je crois que l'engouement récent de nos sociétés pour le yoga et la méditation est une sorte de rééducation pour des adultes sans imagination. Peut-être qu'enfants ils n'ont pas assez pris le temps de rêver. » Je souris. Elle m'incitait régulièrement à pratiquer le yoga, mais j'étais définitivement réfractaire à la posture du chien tête baissée consistant à former un triangle avec son corps, fesses en l'air et tête en bas. À chacun ses inhibitions, je ne supportais pas d'infliger à mon cerveau une position aussi contrariante.

Mais j'étais d'accord sur un point : il est vrai que nos sociétés obsédées par la performance ne laissent plus les enfants s'adonner à l'ennui, si propice à la rêverie. Elles y perdent sûrement en potentiel de créativité. Jusqu'à présent, je m'étais montrée assez peu réceptive à la méditation. Sans grand succès, je m'étais essayée à cette pratique, pourtant très répandue chez mes collègues. Pendant les séances, mon cerveau gambergeait. Quand Christophe André expliquait de sa belle voix grave que le cerveau « méditatif » est loin d'être au repos, cela évoquait chez moi les études montrant que le réseau dit « en mode par défaut » s'active quand on laisse libre cours à des pensées. Ainsi, en l'absence de tâche focalisée, il favorise la pensée divergente propice à la créativité.

La Tanzanie venait à bout de mes résistances. J'étais dans l'instant, centrée sur le simple plaisir de respirer profondément, de sentir les gouttes d'eau sur ma peau que le soleil asséchait une à une, tout en décryptant les chants des oiseaux… Cette immersion dans le présent était puissante. Mes sens avaient été embarqués les premiers, le cerveau n'avait eu qu'à suivre. Maintenant, mes pensées étaient nourries par les mots qui me traversaient. Était-ce cela accéder au processus d'écriture ?

Tesson, tu l'auras bien compris, mon Graal, c'est l'écriture. Mon admiration pour toi est un hommage à ta plume, et j'étais curieuse de comprendre ce qui la guidait. J'avais saisi que tu la trempais dans l'adrénaline. La beauté, que tu sais dénicher jusqu'au plus profond de la France rurale, fait naître ta prose si poétique. Ici j'étais immergée dans le beau. Serait-ce suffisant pour trouver le chemin des mots ?

Mon côté Trissotin comme tu aimes appeler les académiques m'amène à écrire au sens du *Petit Larousse* à savoir : tracer des signes ; synonymes : *gribouiller*, *griffonner*. Alors, oui, j'écris, et le plus souvent en anglais. C'est devenu la langue de la science et le pays des Lumières, dont beaucoup se sont éteintes, a dû aussi se conformer à cette règle. C'est un avantage incontestable pour les scientifiques anglophones mais la langue de Shakespeare y perd son âme. Encore un effet néfaste de la mondialisation. Une langue sacrifiée pour la multitude, où la littérature a peu de place.

Comme je l'ai déjà dit, écrire était un fantasme auquel je m'étais adonnée une première fois, stimulée par l'idée de légitimité du sujet choisi, les troubles de l'humeur, pour lesquels on me reconnaît une certaine expertise. J'avais donc construit une histoire à laquelle ma connaissance du sujet donnait sans doute de la substance. J'avais accouché d'un manuscrit. Mais, après la lecture de livres de patients racontant leur maladie, j'avais remisé mon roman au fond d'un tiroir. J'avais écrit avec ma tête, ils écrivaient avec leurs tripes.

Ce sont bien tes tripes que tu vas sonder dans les forêts de Sibérie, sur les plateaux du Tibet ou plus simplement sur les chemins noirs d'une France qui s'oublie. Puis tu ferrailles avec les mots et tu accouches d'une prose poétique pour nous narrer les contrées que tu parcours.

Mais comment faire venir les mots du fond de son ventre quand on n'a pas de grands drames personnels à partager, qu'on n'a ni la force ni le courage de gravir des montagnes ?

Plusieurs de mes patients sont en prise avec l'écriture. Ils ont des histoires singulières et la plupart sont soumis à une humeur fluctuante alternant entre phases dépressives et phases d'exaltation maniaques. Pour eux, le pire est la mer d'huile. Pas de vent, pas de mots. Dépression, cale sèche. Par gros temps, les mots se bousculent, malmènent la pensée, passent parfois par-dessus bord, mais une fois le calme revenu, il faut nettoyer le pont. Rien de bon ne reste de toutes ces turbulences. Je sais donc bien ce qu'il en coûte de se confronter à l'écriture.

C'est ici, en Tanzanie, que j'ai senti les mots me traverser. Je n'ai aucune légitimité à parler d'elle. Elle m'offrait sa beauté. Je souhaitais lui rendre hommage.

Vert fluorescent

Nous partîmes à un train de sénateur, escortées par un ranger armé et Lebouteux en guise de guide naturaliste. C'est une particularité de Grumeti de pouvoir offrir un safari à pied. Nous avions avalé rapidement un café et un biscuit mais nous n'osâmes pas nous plaindre de ce petit déjeuner frugal alors qu'on nous avait sorties du lit à une heure indécente. Le jour venait de se lever, donnant une couleur or au paysage. Cette lumière dorée sortit nos cerveaux embrumés de leur torpeur. Rapidement, le camp disparut de notre champ de vision et nous nous retrouvâmes à marcher dans l'air vif du matin, en pleine savane, au milieu des animaux sauvages, et cela le plus naturellement du monde.

Clémence nous fit remarquer les senteurs qu'exhalait la prairie dans la rosée du matin. Se mêlaient des odeurs d'herbes mouillées, de menthe sauvage écrasée sous nos pieds, de fleurs d'acacia et tant d'autres parfums qui nous étaient moins familiers. Alors que la lecture de *Blanc* m'avait sensibilisée, par opposition, aux couleurs, Clémence, qui avait récemment terminé la lecture du *Parfum* de Patrick Süskind, semblait plus réceptive aux odeurs. La littérature a des pouvoirs magiques qui participent aussi à éveiller nos sens.

Étrangement, les animaux qui se laissaient volontiers approcher par les voitures prenaient leurs distances à notre arrivée. Ils avaient visiblement appris à se méfier du bipède. La chasse puis le braconnage ne sont pas une nouveauté par ici. Cela a débuté il y a au moins deux millions d'années. La répétition du danger avait inscrit dans les gènes de toutes ces proies potentielles une méfiance élémentaire.

Puisque les grands animaux nous fuyaient, nous nous concentrâmes sur les plus petits. Nous nous arrêtâmes au pied d'une termitière géante qui mesurait bien deux mètres de haut. Maintenant que j'y prêtais attention, il y avait aux alentours des dizaines de ces monticules de terre. D'après Lebouteux, cette cathédrale miniature abritait plus d'un million d'individus. J'avais lu que, pour un homme sur terre, on compte 2,5 millions de fourmis. J'imaginais que cela donnait aussi l'ordre de grandeur pour la population mondiale de termites…

Ces insectes, aux mandibules broyeuses, sont la peste de nos charpentes et pâtissent donc d'une très mauvaise réputation ; mais cette prolifération a un gain, la minéralisation des sols, et un coût… la grande production de méthane qui semble concurrencer les flatulences des vaches. Serait-ce le nouveau cheval de bataille des écologistes ?

Insectes eusociaux, depuis des millions d'années les travailleurs et les soldats asexués sont au service des élites, ailées et reproductrices. Dans ce que l'on reconnaît être une organisation fondée sur une remarquable intelligence collective, il n'y a aucune place faite à l'ascenseur social. Chaque être est condamné à rester affilié à son déterminisme. C'est le prix à payer pour une paix sociale inébranlable… le meilleur des mondes est là. Une ouvrière sera toujours une ouvrière. Un ordre parfait dont on rêve à Davos et chez McKinsey. Quant à moi, j'espérais que Léonard de Vinci n'avait pas vu juste quand il écrivait : « Va prendre tes leçons dans la nature, c'est là qu'est notre avenir. »

Le petit déjeuner rapide me paraissait bien loin et mon estomac, sans vraiment crier famine, commençait à maugréer. Au bout du chemin, la surprise n'en fut que meilleure. L'équipe avait dressé de jolies tables avec des nappes colorées, à l'abri d'un bosquet et au bord de la rivière Grumeti. De délicieux pancakes chauds, tartinés de confiture de framboises maison, me rendirent très supportable ce qui me renvoyait à mon humble statut de touriste. Clémence, sans état d'âme, l'appétit aiguisé par cette promenade matinale, se servit généreusement de tout.

De retour au lodge, depuis la grande terrasse, je griffonnais des notes inspirées par Dame Nature quand je vis se tortiller, sur les bords d'un grand bac à fleurs, ce que je pris d'abord pour un bout de ficelle. En m'approchant, je constatai qu'il s'agissait d'un petit serpent d'un beau vert fluorescent. Mon mouvement de repli un peu brusque, assorti d'un petit cri, fit souffler un vent de panique parmi les quelques touristes présents. Agacé par tout ce charivari, notre importun quitta les lieux sur-le-champ. Inquiète, je m'empressai d'alerter notre hôte qui se targuait d'être un herpétophile averti. Son premier réflexe fut de regretter de n'avoir pu observer l'animal. Sur mes seules descriptions, il ne savait affirmer s'il s'agissait d'une couleuvre verte, inoffensive, ou d'un boomslang dont le venin pouvait être mortel... Pas de quoi l'affoler. On est en Afrique, et évidemment qu'il y a des serpents mais sauf à leur marcher dessus, ils avaient peu de raisons de nous mordre.

Il m'interrogea plutôt pour savoir s'il y avait une explication psychiatrique à l'hystérie que déclenchait invariablement cet animal. L'ophiophobie semble, en effet, ancrée dans nos gènes, et des bébés de six mois montrent des signaux d'alerte face à des images de reptiles. Lebouteux s'étonna que, dans la Genèse, le Malin prenne la forme d'un serpent pour approcher Ève et lui faire commettre l'irréparable. S'ensuivit une discussion un peu surréaliste où nous débâttîmes de la symbolique du serpent. Si le tentateur pernicieux est condamné, dans la tradition chrétienne, à être l'incarnation du mal, il est, pour les médecins, le compagnon d'Esculape, et le symbole de la renaissance permanente.

Les choses seraient restées bien tranchées, en fonction de son appartenance à l'une ou à l'autre des chapelles, si la psychanalyse ne s'en était pas mêlée.

Alors que Freud fait de l'apparition du perfide dans nos rêves une représentation de nos désirs inconscients et refoulés, certains disciples y ont vu un symbole plus complexe, associant la mort et la renaissance.

Qu'est-ce qui t'est passé par la tête, Tesson, quand, au milieu de la steppe mongole, tu sautes de ta monture pour coincer du pied la tête d'une vipère afin de mieux la saisir entre pouce et index… Un psychiatre pourrait y voir un acte suicidaire, une prise de risque insensée. Qui a envie de regarder un serpent dans les yeux au beau milieu de nulle part ? Dans les jours qui précèdent, le vide steppique t'a attiré vers la mélancolie, tu parles tout seul. Et autour de toi, même pas un arbre pour te pendre ! Les jours suivants, tu approches du redoutable désert de Gobi et devras te défaire de ta monture, peu adaptée à l'aridité de ce terrain. Tu quittes ce compagnon de voyage sans lui jeter un regard, trop sensible dis-tu quand il s'agit de quitter les bêtes. Si tu avais été un de mes patients, j'aurais été inquiète.

Fauve

Nous repartîmes en fin d'après-midi, Clémence et moi, cette fois en voiture électrique qui nous permettait d'évoluer presque aussi discrètement qu'un félin.

Peu de temps après notre départ du camp, le chauffeur nous fit remarquer un arbre colonisé par une dizaine de vautours. Cela sentait la carcasse fraîche, le prédateur ne devait pas être bien loin. Notre guide choisit donc de longer le cours d'eau près duquel les carnassiers cherchent l'ombre après leur repas. La rivière Grumeti serpentait entre des arbres gigantesques dont les branches assoiffées s'inclinaient, pour se désaltérer, dans son eau terreuse. La végétation se pressait autour des points d'eau. Il fallait donc gagner sa place en passant dessus, dessous ses congénères, ce qui générait un énorme foutoir de branchages, buissons, fougères, propice à des cachettes ombragées. Le danger pouvait venir de toutes parts. De l'autre côté de la berge, nous aperçûmes un buffle. Nous avions bien compris que les chauffeurs évitaient de tourner autour de ces mâles solitaires, prompts à charger le moindre intrus. Un peu plus loin, des crocodiles transformés en statues de bronze réchauffaient leur sang froid au soleil.

La rivière à certains endroits découvrait de petites plages de sable blond. C'est au détour d'un de ses coudes que le chauffeur les vit.

Elles étaient là, magnifiques, allongées de tout leur long sur ce sable dont la couleur était juste un ton plus clair que leurs robes dorées. Elles étaient aussi détendues que notre chat quand il se roule de bonheur sur le tapis du salon. Notre 4 × 4 électrique avait pu s'approcher sans bruit sur un surplomb de terre, pile au-dessus de ces reines. Nous n'étions qu'à quelques mètres.

Tu écris que ta « panthère, esprit des neiges, s'était vêtue avec la terre ». Nos lionnes s'étaient parées de la lumière du soleil. Leurs pelages soyeux, à première vue uniformément dorés, étaient beaucoup plus subtils. Le ventre que l'une d'entre elles nous offrait de manière impudique était d'un jaune paille lumineux jusqu'à devenir blanc. Les épaules et le dos étaient fauves pour se fondre dans la savane. Le cou large et puissant portait une tête altière. Le museau se terminait par une truffe noire dessinée au fusain, et le pourtour blanc de sa bouche était piqueté d'une fine moustache.

Soudain Clémence, que cette rencontre avait rendue muette, chuchota :

– Regardez, la bouche de celle-ci est toute rouge.

Nous étions arrivés trop tard pour assister au repas !

Est-ce qu'elle sentit que l'on parlait d'elle ? Elle tourna lentement la tête vers nous. Étant en train de zoomer sur ses babines ensanglantées, je me retrouvai en très gros plan face à ses yeux mordorés. Elle regardait sans lever la tête, ce qui ajoutait encore à sa condescendance. Je voyais distinctement ses pupilles noires serrées en deux points minuscules et je ne perçus dans son regard que du mépris, au mieux de l'indifférence. C'était mon premier « entre quatre yeux » avec un lion et j'allais au cours de ce séjour éprouver plusieurs fois cette sensation : l'humilité. Son regard nous renvoyait à notre statut d'humain. Je réalisais que, d'un bond, elle pouvait être sur nous et je ne donnais alors pas cher de notre peau. Mais, elle n'avait aucune raison d'être agressive. Dans la nature, tuer a un coût et nous ne le valions pas. Elle se contentait de nous ignorer.

L'homme, lui, s'est donné les moyens de tuer à distance. Cela lui rend la mort abstraite, quasi gratuite. Quelle différence, pour le cerveau, de tuer l'avatar d'un jeu vidéo ou un humain, bien vivant, par l'intermédiaire d'un drone ? Il s'agit dans les deux cas de bien viser sa cible.

Quelque temps après avoir écrit ces lignes, je repris la lecture de ta *Panthère des neiges* pour me remémorer comment tu avais vécu ton premier face-à-face avec elle. Je ne fus pas surprise que tu aies perçu du mépris. Plutôt que de former nos dirigeants à l'ENA, peut-être faudrait-il les envoyer en pleine nature se confronter à ces regards pour apprendre l'humilité.

En repartant, nous vîmes la carcasse du gnou. Son bas-ventre avait été déchiqueté, laissant apparaître les circonvolutions de son côlon et un organe nacré qui me parut être la vessie. Sa bouche découvrant ses dents était figée dans une terrible expression de souffrance. Les mouches étaient déjà au travail, et les autres fossoyeurs n'allaient pas tarder à terminer la besogne.

Sur le chemin du retour, le chauffeur nous arrêta au milieu du bush. En quelques minutes, il dressa une table, installa deux chaises et nous invita à assister à la représentation du soir, un verre à la main. Tous les chanceux qui sont allés en Afrique vous le diront, là-bas, les couchers de soleil ont un caractère sacré. Le soleil, avant de se retirer, sacrifie le jour et ensanglante le ciel.

Avec Clémence, nous nous repassâmes le film de la journée. Nous avions marché et pris un petit déjeuner dans la savane, approché deux fauves dans leur milieu naturel. Nous n'en avions pas rêvé autant. Et notre safari ne faisait que commencer. Les yeux de Clémence brillaient plus que d'habitude. Elle s'imaginait, tout sourire, raconter à son chat, à notre retour, qu'elle avait rendu visite à ses cousins.

Nous assistâmes à l'embrasement de l'azur. D'abord, l'horizon se para d'un voile blanc éblouissant qui, progressivement, se concentra en un seul point lumineux qui aspira par un cône jaune toute la lumière. Cela eut pour effet d'assombrir le bandeau de nuages, puis, en quelques minutes, tout bascula. La savane, privée de lumière, plongea dans le noir et abdiqua au ciel toute splendeur. Les flammes de l'enfer incendiaient maintenant l'orient avec comme seul point de salut ce soleil pourpre, rond comme une bille. Rapidement, le roi des astres, dans son habit de lumière, se laissa glisser derrière le rideau noir de la savane. Le spectacle était terminé.

Outrenoir

La nuit était noire bien que le ciel scintillât de milliers d'étoiles. Elles brillent en Afrique plus que partout ailleurs car aucun halo de lumière ne vient déchirer l'obscurité. L'air était léger et doux. Ici, ni particule ni gaz d'échappement pour alourdir l'atmosphère.

Samwel, Mister Denys et Clémence étaient de la partie. Dans la voiture électrique, un ranger nous attendait, chaussé de bottes en caoutchouc aux motifs floraux improbables, un fusil en bandoulière. Les safaris de nuit exigent quelques précautions.

Nous n'avions pas quitté le camp depuis cinq minutes que nous croisâmes la jeune lionne qui, après avoir chassé, rentrait tranquillement veiller sur ses petits qu'elle cachait sous la terrasse d'une tente. Elle nous jeta un coup d'œil rapide comme on le fait avec des voisins dont on se soucie peu.

La voiture était équipée d'une grosse lampe qui trouait la nuit de son faisceau lumineux. J'allais être initiée ce soir au noir intense, un noir à la Pierre Soulages dont je venais justement d'apprendre qu'il nous avait quittés pour rejoindre les ténèbres. Familier de l'obscur, il se sentait peut-être chez lui, dans cet au-delà sans lumière qu'il saurait forcément illuminer. J'eus une pensée pour son épouse qui avait partagé sa vie et son grand âge. Comment se remet-on de la perte d'un si long compagnonnage ? Quand on a tellement vécu à deux, sait-on encore qui l'on est soi-même ? Ce qui est certain, c'est que ces couples d'une longévité admirable semblent une espèce en voie de disparition, mais qui s'en soucie ? Ils mériteraient pourtant plus d'attention. Qu'est-ce qui maintient un lien aussi indéfectible et quel est le poison de nos sociétés qui le défait aussi rapidement ?

La traque des animaux, la nuit, est particulièrement excitante. Il y a quelque chose de transgressif à être sur leur terrain de chasse, dans l'obscurité. Notre affût était bien sûr pacifique, j'imagine pourtant sans peine la fébrilité des braconniers, dont l'excitation est renforcée par le danger de se faire prendre.

Les ténèbres étaient peuplées de bruits nous indiquant que les bêtes étaient partout. Soudain, un très bel animal entra dans notre rond de lumière.

– Un chacal !

Il était loin de la représentation que je m'en faisais, liée à sa réputation de charognard. Mais un opportuniste peut avoir fière allure et l'humanité n'est pas exempte de tels spécimens. Notre chacal portait sur son dos une cape argentée qui se terminait par un plumet majestueux en guise de queue. Le reste de sa robe était miel acacia. Il s'était arrêté et nous faisait face, curieux de cet attelage énorme qui avançait silencieusement dans la nuit. Les axes que faisaient ses yeux et son museau constituaient un triangle équilatéral parfait dont les sommets étaient trois billes noires. Ses oreilles pointues frémissaient au moindre bruissement. Sûr de sa beauté, il nous livra son profil qui évoquait ses ascendants divins. Anubis était parmi nous, non pas pour embaumer les défunts mais pour nettoyer les carcasses. La finalité était assez similaire, éviter le pourrissement des chairs.

Plus loin, nous surprîmes une mangouste argentée qui creusait de ses pattes avant et fouillait de son museau allongé un terrier à la recherche de son repas du soir. Nous n'avions pas encore croisé de hyènes mais elles étaient dans les parages, à en croire nos oreilles. Des cris alternant entre hurlements, aboiements et ce que l'on prête souvent à cet animal, des rires. Pourtant s'il y a bien un animal avec lequel on n'a pas envie de se marrer, c'est bien la hyène. Ces prébendiers de la savane prélèvent, la plupart du temps, leur subsistance sur les restes des agapes des grands fauves.

Parfois, ils forment des gangs pour s'attaquer aux plus faibles, mais c'est la loi de la nature, être un maillon de la chaîne alimentaire.

Soudain, croupe basse et bouche souriante découvrant des canines acérées, notre rieuse entra en scène. Le manque de sympathie que l'on ressent à son égard tient plus à son aspect disgracieux qu'à son tempérament de charognard. Tout fait miteux chez elle. Son pelage est tacheté de manière approximative, rien à voir avec les belles rosettes géométriques du léopard dont le noir pur contraste avec la couleur fauve de la robe. Le poil pouilleux de notre profiteuse évoque davantage la chevelure improbable de Houellebecq et sa queue est un minuscule appendice juste bon à chasser les mouches. Elle passa rapidement son chemin.

Mais rendons hommage à la vilaine par ces mots de Buffon : « Il y a peu d'animaux sur lesquels on ait fait autant d'histoires absurdes que sur celui-ci. Les Anciens ont écrit gravement que l'hyène était mâle et femelle alternativement… On a dit qu'elle savait imiter la voix humaine, retenir le nom des bergers, les appeler, les charmer, les arrêter, les rendre immobiles ; faire en même temps courir les bergères…, les rendre folles d'amour, etc. Tout cela peut arriver sans l'hyène… »

Autant de hyènes autour de nous était l'indice d'un fauve repu dans les parages. Un autre figurant était perché sur un arbre. Notre chauffeur braqua le faisceau de lumière sur des branches cassées d'un arbre mort. Une vision hitchcockienne traversa la nuit. J'en ai encore des frissons aujourd'hui en revoyant les photos. Des moignons de branches, d'un blanc rendu fantomatique par l'éclairage brutal, lacéraient une nuit noire à couper au couteau, et sur lesquels un énorme vautour avait planté ses puissantes serres. Le crochet de boucher lui faisant office de bec luisait dans l'obscurité. Il se tenait là, le cou rentré, l'œil réfractaire à toute expression, les ailes en partie déployées pour se faire plus imposant. Je poussai un léger cri. Nous étions bien sur une scène de crime. Mais ce soir-là, ni cadavre ni assassin qui, pourtant, ne devaient pas être loin.

À l'aide de jumelles thermiques, Samwel repérait les bêtes bien au-delà du projecteur. Soudain, il donna un ordre au chauffeur en swahili et nous dit :

– Il y en a des milliers !

Il me tendit les binoculaires. Tous les gnous de la terre semblaient s'être rassemblés ce soir ici, pour nous offrir un spectacle vibrant. En vision thermique, l'image était en négatif. Les gnous, à sang chaud, étaient d'un blanc brillant avec de belles nuances de gris et ressortaient de manière spectrale sur la végétation qui se déclinait en nuances de noir. L'ensemble évoquait un tableau noir et blanc, légèrement flouté, façon impressionniste.

Nous nous rapprochâmes lentement de cette autoroute de savane, nous étions maintenant à quelques dizaines de mètres quand Samwel dit au chauffeur d'éteindre toutes les lumières et nous invita à faire silence. Nous étions debout, la voiture était totalement ouverte, je me trouvais près de Samwel. La nuit nous enveloppait d'un noir intense et palpitant. Ces milliers de sabots, martelant le sol, nous faisaient tressauter. Je ressentais ces vibrations jusqu'au tréfonds de mon ventre. Nous étions des fourmis face à ce raz-de-marée. L'Afrique était là et nous étions minuscules. Ayant toujours eu peur du noir, je calai ma respiration sur celle de Samwel. Chaque inspiration faisait refluer l'inquiétude. Un sentiment puissant de profonde intimité avec la nature éloignait la peur. Je respirais la nuit. Au côté d'un Massaï, la Tanzanie me guérissait de mes peurs primitives.

Quand les faisceaux des phares trouèrent à nouveau la nuit, ils firent scintiller le nuage de poussière qui nous enveloppait. Nous étions bons pour une douche.

Nous décidâmes de rentrer au camp car nous n'attendions plus grand-chose de cette sortie, comme quand on vient de voir la *Pietà* de la basilique Saint-Pierre et que l'on poursuit la visite, encore sous le choc qui nous prive de la beauté des œuvres restantes.

Samwel continuait à balayer la nuit avec ses jumelles magiques. Alors que je lui faisais part de mes impressions sur la vision fantomatique des gnous blancs, il me tendit les jumelles qu'il venait de régler différemment. Incroyable ! J'étais maintenant en pleine savane dans un paysage… enneigé.

Oui, Tesson, j'étais dans le blanc et qui sait, peut-être allais-je croiser une panthère des neiges ? Ce ne fut pas une panthère mais une magnifique lionne qui me sauta aux yeux.

Derrière mes jumelles, j'admirais l'illusion des traces dans la neige que donnaient les irrégularités du sol. Des paquets de blanc alourdissaient les arbres et leur conféraient un aspect brumeux. Au milieu de cette poudreuse, ma lionne ! La vision thermique rendait son apparition féerique. Voilà que ton espace et le mien se rejoignaient par un tour de magie électronique. C'était extrêmement troublant d'être dans la brousse, sous la douceur des tropiques, et d'avoir l'illusion d'être dans un paysage enneigé. Cette dissonance cognitive me fit presque imaginer que tu allais apparaître. Pour éviter un traumatisme prolongé à mon cerveau, je rangeai les jumelles afin de me concentrer sur notre lionne.

Elle avait sur le nez de légères cicatrices et son pelage chatoyant sous les feux du projecteur paraissait d'une douceur de cachemire. Nous restâmes un moment à la regarder et comme ta panthère, Tesson, au bout d'un certain temps, elle bâilla, se leva et partit d'un pas chaloupé dans la nuit.

Le retour au lodge fut pimenté par la sortie intempestive d'un vieux buffle mal embouché qui déboula d'un fourré à notre passage. Juste pour un dernier frisson.

Marron glacé

Lebouteux avait fixé la barre d'un « bon » safari à trente-cinq espèces de grands mammifères. Il y avait du pain sur la planche et du plaisir en perspective. Nous partîmes le lendemain pour de nouvelles aventures. Elles allaient être colorées et pimentées.

La partie sud du Serengeti, plus sèche, offrait une herbe trop rase pour les gnous et le paysage était maintenant égayé par des colonies de gazelles. Plus délicates, elles se contentaient d'herbes plus tendres. Ces herbages ras avaient aussi l'avantage de leur permettre de voir venir le prédateur. Nous apprîmes rapidement à distinguer les différentes espèces de gazelles, les impalas et les autres antilopes. Les gazelles de Thomson étaient reconnaissables au grand trait noir horizontal qui scindait leur corps en une partie fauve sur le dos et un pelage blanc ventral. Les mâles portaient fièrement de belles cornes annelées tandis que les femelles se contentaient d'attributs plus modestes. Cela valait aux mâles le désagrément d'être davantage convoités pour terminer au-dessus d'une cheminée et d'en faire mauvais usage en période de rut pour jouer à celui qui serait le plus fort. La testostérone n'a pas que des avantages. Les gracieux impalas agitaient leurs grandes oreilles et sursautaient au moindre bruit, prêts à se sauver. Plus loin paissaient plus tranquillement des gazelles de Grant au pelage marron glacé. Des troupeaux émergeait parfois la tête royale d'un kob à croissant, appelé communément waterbok. Couronnés de leurs cornes en forme de lyre, magnifiquement fardés, plus massifs, plus grands, parés d'une robe plus foncée, les kobs incarnaient la race des seigneurs. Tout, chez eux, évoquait l'élégance, y compris leur postérieur blanc.

Toutes ces bêtes rendaient la savane extraordinairement vibrante et vivante. Alors qu'elles étaient les proies potentielles des félins, elles nous donnaient l'impression d'une grande sérénité et laissaient peu transparaître leur constante et indispensable vigilance.

Étrangement, au milieu de toutes ces gazelles, je me sentais moins spectatrice et plus intégrée à la masse paissant. Cela s'avérait reposant. J'avais cependant choisi les gazelles, élégantes et gracieuses, pour m'assimiler au troupeau plutôt que les gnous loqueteux…

Ce jour-là, nous aperçûmes furtivement le sprinter de la savane. Le chauffeur eut juste le temps de nous alerter : « Cheetah, cheetah ! » qu'il avait déjà disparu. Le guépard me parut moins élégant que son cousin le léopard et plus vulnérable, peut-être à cause de son corps plus gracile et de ses épaisses larmes noires qui descendent du coin de ses yeux.

Un peu plus loin, une famille de lions nous retint un moment… Quelques femelles et leurs petits somnolaient. Légèrement à l'écart, le mâle, la crinière en bataille, était affalé au pied d'un minuscule buisson. Sa Majesté, au moment d'une sieste digestive, perdait de sa superbe. Il ne daigna pas jeter un regard vers nous. C'était l'ambiance canapé d'un dimanche pluvieux à Paris.

Ici le ciel était bleu.

Seule une lionne gardait un œil sur son petit, qui semblait plus intrépide que les autres.

Regarder ce petit lionceau jouer nous attendrit, ce d'autant plus que nous reconnaissions les postures de notre chat quand il fait le cabotin. Cela nous rendait ces grands fauves extrêmement familiers. Nous avions presque envie de descendre de voiture pour les caresser.

Je ne pus m'empêcher d'ironiser. Autant de femelles pour un seul mâle, et mangeur de viande par-dessus le marché… Que dirait Sandrine Rousseau ? Ce qui donna l'occasion à Lebouteux de nous dispenser une petite leçon de choses… et de venir en aide à notre virulente écologiste féministe. Il fit remarquer que les lions n'ont, en aucun cas, la belle vie qu'on leur prête. Dame Nature ne s'y trompe pas. À ses yeux, la survie des femelles est bien plus précieuse pour la préservation de l'espèce que celle des mâles. La gestation, qui dure plusieurs mois, puis l'allaitement et l'éducation des petits comptent bien plus que le coït furtif du mâle. Des mâles, il s'en trouvera toujours quelques-uns pour perpétuer la race. La sororité, que les femmes commencent à découvrir dans nos sociétés modernes, est largement répandue au sein des lignées animales. Les lionnes vivent en groupes, entre sœurs, mères, filles, tantes et cousines et accueillent un nouveau mâle au gré des saisons. Madonna n'a rien inventé. Le reproducteur est habituellement remplacé quand ses propres filles sont en âge de procréer, pour éviter l'inceste et la consanguinité. Résultat, la vie de patachon pour le mâle, assisté dans ses chasses par son harem, est relativement courte. Ensuite, c'est le retour forcé au célibat où il devra chasser seul, et vieillissant, ses jours seront comptés. Un peu comme chez les humains, quand la femme quitte le foyer, l'homme, seul face aux fourneaux, voit son espérance de vie s'effondrer.

La nature, dans son infinie sagesse, avait donc décrété le matriarcat pour bon nombre d'espèces, impalas, lions, éléphants… D'autres, plus rares, avaient opté pour la monogamie. C'était le cas de ces minuscules dik-diks, qui venaient juste de nous passer sous le nez. Enfin certains cohabitaient, mâles et femelles, sous le même toit, tout le monde copulant avec tout le monde moyennant quelques bagarres… Les babouins avaient inventé un mode de vie que 1968 remettra à l'honneur.

Lebouteux nous expliqua que le patriarcat est rarissime dans la nature mais non absent. C'est le cas des chimpanzés qui vivent en groupes de mâles soudés et d'où les jeunes femelles sont chassées quand elles deviennent pubères. Toujours cette sage intuition d'éviter l'inceste. Fâcheux pour ces jeunes filles, obligées de quémander une place dans une famille d'accueil. Pourquoi cette anomalie ? Pourquoi cette espèce ? Pour Lebouteux, l'explication tenait en un mot : la guerre ! Les chimpanzés défendent leur territoire à plusieurs dans des combats dignes de bataillons de légionnaires.

Cela soulevait quelques questions sur le patriarcat imposé, depuis la nuit des temps et dans quasi toutes les cultures, par l'homme. La finalité de cette organisation contre nature était-elle de se battre en nombre pour conquérir ou défendre des territoires ? Dès lors, il était légitime de se demander si, pour mettre fin aux innombrables conflits mondiaux, il ne fallait pas mettre un terme à la domination des hommes. À cette citation de Victor Hugo : « La guerre, c'est la guerre des hommes ; la paix, c'est la guerre des idées », nous pourrions ajouter : « des idées *et des femmes* ». Il est toujours bon de rêver…

Clémence n'était pas en reste pour défendre un féminisme propre à son temps. Elle se montre plus révoltée que moi par les représentations sexistes des femmes ou l'humour stéréotypé et déplacé à propos des genres. Ma génération les a intégrés comme la norme, ce qui a laissé la place à des abus ou à des dérives beaucoup plus graves.

Dépité par nos sarcasmes et seul mâle participant à cette conversation, Lebouteux chercha à faire diversion.

– Est-ce que cela vous dirait de prendre un thé au *Four Seasons* ?

Nous n'avions pas croisé âme qui vive depuis des kilomètres et il était possible de trouver un hôtel hyperluxueux au milieu du Serengeti ? La Tanzanie n'est pas à un paradoxe près.

Tapis rouge

Le luxe de l'hôtel est à la hauteur de ce qu'en attend la clientèle. Mais le plus onéreux reste cet entre-soi qui se paie au prix fort. Pour ceux qui ne sont pas capables de gravir des montagnes aux sommets desquelles on est sûr de ne rencontrer que des individus de la même espèce, il reste la solution de se parquer dans des lieux que le plus grand nombre ne peut s'offrir.

Tesson, toi qui prêches la tempérance pour te ressourcer, le compte n'y était pas. Le dénuement de ta cabane dans les forêts de Sibérie avait pour seul luxe une malle de livres et… des litres de vodka. Dans les Alpes, tu trouvais avec tes compères dans les refuges « une paix modeste, où les objets pourvoient à l'homme leur fonction suffisante ». Si j'ai quelques réserves sur le rôle des poêles parvenant tout juste à réchauffer vos gîtes de quelques degrés, je trouvais la climatisation derrière ces grandes baies vitrées incongrue.

Ce n'est pas seulement par sensibilité écologique mais par l'aberration que cela représente ici. Comment apprécier ce que la nature nous offre de meilleur si le vent léger du soir est remplacé par une soufflerie, les bruits de la savane laissés à la porte de la chambre et l'odeur de l'Afrique remplacée par la diffusion d'un bouquet floral indéterminé ? C'est antinomique de la notion même de voyage et c'est se priver d'une part de rêve. Ce qui est franchement idiot au vu du prix de ce rêve-là !

Bien sûr, je suis incapable d'aller aussi loin que toi dans le renoncement. Moi, qui me contente de randonner dans des montagnes à vaches par beau temps, je ne m'imagine pas affrontant le blizzard en grimpant des escarpements vertigineux. Assurément, je n'ai rien d'une aventurière mais je m'interdis de passer à côté des sensations qui sont à ma portée.

Nous étions maintenant installés sur une terrasse, face à une immense piscine qui donnait elle-même sur un plan d'eau. Créé artificiellement, cet étang attirait les animaux et permettait de ne pas trop se déplacer pour les observer. Mais le pourtour de la mare ressemblait à un champ de bataille avec ses innombrables branches brisées et arbres morts. Les éléphants qui venaient s'abreuver dans cet espace limité avaient fait un carnage. Cela donnait un spectacle de désolation allant à l'encontre de ce que l'on venait chercher ici.

Cela dit, le thé était délicatement parfumé et servi avec de délicieux sablés aux noisettes.

Au moment de payer l'addition, un des managers de l'hôtel vint saluer Mister Denys. Il avait débuté avec lui et avait tout appris, dit-il, à ses côtés. Reconnaissant, il nous offrit notre collation. Depuis, il avait opté pour le grand luxe et nous annonça fièrement qu'il partait bientôt pour Doha prendre un nouveau poste. La mondialisation volait aussi ses enfants à l'Afrique. Mais comment s'en offusquer ? Cet homme, né dans une hutte, rêvait des tours géantes et des palaces de la capitale du Qatar.

Ivoire

Quand la voiture s'arrêta et que le chauffeur débarqua nos sacs et repartit, nous échangeâmes avec Clémence un regard inquiet. Sentant notre désarroi, Udo nous accueillit avec un large sourire. Nous étions ses premiers hôtes à passer une nuit sur le lodge de Togoro.

Lodge était un bien grand mot. Quand Lebouteux était en Tanzanie, il n'était pas pour autant en vacances et aujourd'hui, il venait faire une visite de chantier à laquelle nous étions conviées.

Un bâti rudimentaire en brique faisait office de cuisine américaine, ouverte sur la salle à manger et aux quatre vents. L'évier se résumait à une bassine et à un tuyau d'arrosage tandis qu'une grande toile protégeait du soleil ou de la pluie l'espace salon-salle à manger composé d'une table, de quatre chaises dépareillées et… d'un canapé, certes avachi mais nous étions tout de même au beau milieu du Serengeti. Sur le côté, un trou, deux pierres, deux barres métalliques constituaient l'âtre dans lequel le feu léchait déjà le cul d'une cocotte en fonte.

Le reste du bivouac se déclinait sur le même mode. La « salle de bains » consistait en une toile délimitant un espace d'intimité toute relative et dont le sol était recouvert d'une palette en bois pour éviter de patauger dans la boue en prenant sa douche. Cet espace d'ablutions proposait tout de même deux options, le tuyau d'arrosage ou un système en forme d'entonnoir qui permettait de se déverser de l'eau sur la tête. Les toilettes sèches étaient un peu éloignées pour des raisons que l'on imagine et proposaient un certain confort car dotées d'un siège rugueux certes, mais permettant d'y poser ses fesses. L'éloignement avec la partie « séjour » était un luxe que bien des appartements parisiens sont loin de proposer mais rendait le pipi du soir plus héroïque. Il fallait vérifier avant de s'y rendre que des bêtes sauvages ne rôdaient pas aux alentours.

La partie couchage se limitait à trois tentes. Dans celle d'Udo trônait un lit double, king-size, étonnant en comparaison du dénuement de la partie « réception ». Quand Lebouteux lui avait annoncé que nous serions de la partie, Udo avait fait monter une deuxième tente tout à fait princière compte tenu du lieu. Des lits jumeaux faits au carré étaient décorés de plaids assortis aux coussins d'agrément et encadrés de deux tables de chevet sur lesquelles étaient posées des lampes. Le tapis de sol était recouvert de carpettes en paille tressée et le summum du raffinement tenait à la présence d'une table de toilette. Udo, sous un abord un peu rude, n'en était pas moins un gentleman. Lebouteux n'avait pas eu droit à autant d'égards et devait se contenter d'une tente petite, ronde et minimaliste.

Udo nous fit faire le tour du propriétaire et, le lendemain, nous irions à pied vers la partie rocheuse autour de laquelle il envisageait de construire ce fameux lodge. La nuit n'allait pas tarder à tomber et il n'était pas prudent de trop nous éloigner. En revenant vers nos tentes, je vis d'innombrables déjections d'animaux, dont celles d'éléphants et de buffles. Je me gardai de le faire remarquer à Clémence afin de ne pas l'inquiéter.

Autour de nous, des zèbres et des gazelles broutaient tranquillement. Cela paraissait aussi naturel que d'être à la ferme et de voir des poules et des canards. Jamais je n'aurais imaginé me trouver un jour, comme Meryl Streep, en bivouac au milieu de la vie sauvage. Cela avait un léger parfum d'aventure et me rapprochait de toi.

Juste avant la tombée de la nuit, Udo nous servit un gin tonic face à l'immensité de la savane, en attendant, nous dit-il, les premiers visiteurs du soir.

Après un brin de toilette rudimentaire, Clémence nous rejoignit dans cette belle lumière de fin de journée. Chaton parisien, un peu fragile, un peu timide, elle avait ce soir-là la prestance d'une jeune lionne. Je la trouvais d'une beauté insolente. Privilège de la jeunesse que d'être sublime même dans des tenues poussiéreuses et avec une tignasse de sauvageonne décoiffée par le vent. Sa beauté me rassura. Indéniablement, la Tanzanothérapie semblait lui profiter.

Alors que nous avions juste commencé à siroter nos verres, le défilé débuta.

Dernièrement, le Pont-Neuf que j'emprunte tous les jours à vélo avait été privatisé pour un défilé de mode, m'obligeant à faire un large détour. Cet événement avait attiré les people du monde entier. Ce soir, c'est moi qui me trouvais au premier rang de la plus époustouflante des parades. Ils étaient loin d'avoir une taille mannequin et leurs pas auraient fait trembler le fragile podium parisien. Ils portaient tous la même robe grise et les mêmes accessoires ivoire, mais quel spectacle ! Une trentaine d'éléphants, comme tous les soirs, regagnaient leurs pénates en empruntant un trajet situé à une petite centaine de mètres du camp. Je n'aurais pour rien au monde échangé ma place pour une entrée, même VIP, sur le pont de Paris.

Pour moi, le gin to n'aura plus jamais le même goût. Il aura désormais la saveur de ce défilé hors norme et hors gabarit. Je ne sais si c'est l'alcool ou tant d'émotions qui me faisaient tourner la tête.

En fermant les yeux, j'entendis pendant un court instant une musique sortant d'un vieux gramophone grésillant. Mais je n'imaginais ni Udo, ni Lebouteux jouer les Robert Redford et m'inviter pour quelques pas de danse au milieu du bush.

Le monde n'est jamais aussi parfait que dans un film de Sydney Pollack.

Feu

La nuit tombe vite sous les tropiques. En quelques minutes, on passe d'un coucher de soleil flamboyant au noir profond. Privés de nos yeux, on perçoit ce monde sauvage différemment : les frémissements de l'ombre, le chant des grenouilles, le cri plus perçant du galago… Il est difficile de dire s'ils sont proches ou non.

Nous partageâmes un délicieux repas sous les étoiles et prolongeâmes la soirée autour du feu, un verre de bon vin à nos lèvres. Nous étions transportés dans un autre temps… jusqu'au moment où Udo lâcha le morceau : il avait le wifi ! Le feu et le wifi !? Clémence s'éclipsa un moment pour se reconnecter au monde, ravie de pouvoir partager avec ses amis ces moments si particuliers.

Le feu nous rapprochait en créant un halo d'intimité dans ce milieu si peu familier. Udo venait juste de rentrer du Rwanda où il avait rencontré pour la première fois des gorilles. Faire le récit de son aventure lui permettait de revivre en partie cette expérience et on ressentait l'émotion chez cet être bourru. Il nous incitait à faire ce voyage. L'Afrique recelait encore tant de trésors.

Lebouteux n'avait jamais visité les gorilles, mais cela lui évoqua des anecdotes sur les chimpanzés et surtout c'était un conteur hors pair, ce qui le datait d'une autre époque. Qui prend le temps aujourd'hui de narrer des histoires ? Le monde se raconte en deux cent quatre-vingts caractères. Peut-être est-ce cela qui nous rend si anxieux. Ayant cessé de nous conter le monde, nous ne le comprenons plus et il nous échappe. Mais quoi de plus envoûtant que d'écouter dans la nuit le crépitement du feu, le bruit de la savane et des récits qui nous ramènent aux balbutiements de l'homme, aux débuts de l'humanité, là où tout a commencé. Le langage est forcément né du besoin de raconter des histoires autour d'un feu.

D'ailleurs, c'est souvent près d'un feu, après de longues heures de marche, que naissent tes livres. C'est peut-être là leur secret. Au-delà du monde que tu parcours et dont tu nous fais le récit, tu nous convies souvent près de ce feu qui nous ramène à nos origines. Tu y ajoutes un brin de poésie, dont Lamartine dit qu'elle « est la langue de tous les âges de l'humanité ». Tu nous rends cette part d'humanité que le monde actuel tend à nous dérober.

Pendant très longtemps, j'ai lu des histoires à Clémence dans la pénombre de sa chambre, à la simple lueur d'une veilleuse.

Lebouteux nous fit le récit des mésaventures d'un couple d'amis pour lesquels il avait organisé, il y a des années, un périple pour aller voir les chimpanzés de Gombé. Le couple avait pris un train de Dar es Salam jusqu'à Kigoma à quelque mille cinq cents kilomètres au bord du lac Tanganyika. Le train est un merveilleux moyen pour découvrir de nouveaux espaces, le nez collé à la fenêtre, surtout quand il ne file pas à grande vitesse et que le voyage dure deux jours et deux nuits. Cela semblait déjà une véritable épopée. Quarante-huit heures de train et quelques heures de bateau plus tard, le couple arriva enfin à bon port. Il dut ensuite, accompagné d'un guide, progresser au milieu d'une végétation tropicale par de petits sentiers escarpés pour espérer trouver les grands singes. Soudain, au milieu des branchages, un énorme mâle, le poil hérissé, déboula en hurlant et se jeta sur la femme pour la rouer de coups. Le guide et le mari, sidérés par la peur, ne firent pas un geste pour lui venir en aide. La scène fut courte mais violente et le singe, après avoir jeté la malheureuse dans un fourré, repartit dans la jungle en poussant des cris. Bien que choquée, l'épouse, les cheveux en bataille, s'en sortait à bon compte avec seulement quelques contusions. À aucun moment le singe n'avait cherché à la mordre ou à la tuer, en bon mâle, il voulait juste affirmer sa domination. La jeune femme retrouva peu à peu ses esprits et, courageuse, décida de poursuivre l'expédition. Sa ténacité et sa résilience furent récompensées. Rapidement, le trio croisa une famille de chimpanzés dont le comportement était, cette fois, tout à fait pacifique. Il se passa alors un phénomène étrange. Comme pour consoler la femme de sa mésaventure, les femelles la laissèrent approcher leurs bébés. Elle crut voir dans leurs yeux de la compassion. Était-ce l'expression d'une sororité interespèces ? Les guenons étaient, elles aussi, très souvent rossées par ce mâle belliqueux. Le mari n'eut pas droit à autant d'égards et fut maintenu à l'écart.

Le guide expliqua au couple que ce chimpanzé indélicat, dénommé Frodo, était connu pour avoir eu de très mauvaises relations avec Jane Goodall qui a passé des années à étudier les colonies de Gombé. En situation de rivalité avec elle, il la maltraitait régulièrement et avait gardé de cette relation tumultueuse une aversion… pour les blondes.

Si le regard est le miroir de l'âme, celui de ces grands singes nous montre qu'ils n'en sont pas dépourvus. Ils sont capables de ressentir et d'exprimer des émotions, de communiquer, et ils sont aussi animés de curiosité et de compassion. Avoir à l'égard de l'autre de la bienveillance est parfois ce qui manque cruellement à l'homme même s'il a très longtemps cru que c'était un trait fondamental qui le distinguait de ses cousins primates.

Et comment interpréter ce témoignage de solidarité des femelles singes à cette femme battue ? Chez l'humain, il a été démontré que l'empathie est en partie liée à des facteurs génétiques et que les femmes sont plus empathiques que les hommes. Cette manifestation de compassion inter-espèces pourrait résulter d'un trait qui a émergé chez les femelles avant *Homo sapiens*… sans doute en réaction à la brutalité des mâles.

Finalement, qu'est-ce qui nous distingue de ces grands singes ? Six millions d'années d'évolution nous séparent des chimpanzés, mais elles n'ont pas été suffisantes pour individualiser radicalement nos génomes. Nos différences reposent sur deux phénomènes fondamentaux. Le premier est le développement important de notre cortex. Ce qui fait dire à Alain Prochiantz : « Ces 300 mm^3 fatidiques qui engendrent les savants, les poètes et les suicidés. » Cette partie du cerveau, en se développant, nous permet d'acquérir des fonctions cognitives complexes mais devient également plus fragile. Cela occasionne des bugs. Les pathologies psychiatriques semblent être le prix à payer pour notre humanité. Le second est l'échappement plus prononcé à un déterminisme génétique. L'homme naît avec un cerveau très immature qui se remodèle largement pendant les quinze premières années de sa vie. Au cours de cette période, les connexions se réorganisent au gré des stimulations. C'est donc l'environnement social et culturel qui cisèle en partie notre cerveau et nous donnera, in fine, accès à un langage que seuls les humains sont capables de retranscrire.

Les premiers grognements nous tirèrent de nos réflexions. Udo estima qu'ils étaient à trois cents mètres et que cela nous laissait un peu de temps avant leur visite. Clémence demanda, incrédule : parlait-il des lions ?

– Ben oui. Ce sont des animaux curieux et nous sommes au beau milieu de leur territoire. Ils viennent toutes les nuits inspecter le camp.

Nuit blanche

Ce soir-là, pendant un long moment, je flirtai avec le sommeil. Il était à portée de mes rêves, je sentais mon cerveau glisser vers lui, mais au bord du basculement, une idée, un mot venait le faire refluer. Les phrases affluaient dans ma tête. Contrairement aux insomnies qui t'ont rendu les « nuits goudronneuses », ce soir-là aucune tension n'accompagna mon éveil prolongé. Je savourai cet état de semi-vigilance permettant de prolonger ce bonheur qui avait le goût de l'exceptionnel. Mon cerveau, pour mieux en garder le souvenir, m'offrit les mots pour en faire la narration.

Étrangement, je me sentais ici à ma place, telle Karen Blixen dans sa ferme africaine. Tu affirmes qu'être où l'on doit être « est la question cruciale de la vie ». Comment trouves-tu ta place, toi, le voyageur insatiable ? Moi, j'étais bien dans ma vie, à Paris, ville d'adoption, dans mon travail, avec mes amis, mes voisins. Ma fuite n'était que ponctuelle. Je reviendrais avec bonheur à mon port d'attache. Mais à ce moment précis, j'étais bien ici. Au milieu de la nuit, dans la savane, ma fille endormie à mes côtés.

Le sommeil, qui avait fini par remporter la partie, prolongeait notre soirée en empruntant les chemins tortueux du rêve. Il avait convié des chimpanzés dans une scène de *Out of Africa*. J'étais en train de lutter contre l'incendie d'une ferme, et des singes étaient venus se joindre aux hommes pour combattre les flammes, quand je fus réveillée. Pendant quelques instants, en manque de repères au fond de la nuit noire, je sentis le frémissement de l'angoisse. Mon téléphone indiquait quatre heures du matin.

Reprenant progressivement mes esprits, je les entendais maintenant très distinctement, des grognements sourds, puissants, des roulements gutturaux dans des fréquences très basses. Pas exactement le rugissement à la Metro-Goldwyn-Mayer, mais ici il ne s'agissait pas de cinéma. Ils étaient bien là, à rôder autour de nos tentes, échangeant des potins de savane.

Que pouvaient-ils bien se dire ? Commentaient-ils notre présence ? Savaient-ils que nous étions de la viande ?

Clémence bougea dans son lit. Elle aussi était réveillée. Je lui demandai si elle les entendait. Elle me répondit dans un souffle qu'il était difficile qu'il en soit autrement. De manière tacite, nous gardâmes le silence, afin de nous faire discrètes. Nous écoutions la conversation des lions, il aurait été impoli de les interrompre.

Je me remplissais de ces sensations. J'étais au cœur de la brousse, abritée derrière une simple toile de tente et j'espionnais une discussion entre des lions. Inimaginable ! Chose tout aussi étrange, je n'avais pas peur. Au bout d'un moment, les bêtes s'éloignèrent. Persistaient en bruit de fond des grognements.

Le lendemain matin, nous vîmes de belles empreintes dont la taille et la profondeur ne laissaient aucun doute. Elles s'arrêtaient à quelques mètres de notre tente avant de bifurquer.

Le roi des animaux nous avait visitées. Sa présence m'avait offert un titre de noblesse. Cet adoubement me rendait plus légitime pour poursuivre ma conversation avec toi.

Couleur du temps

– *Hi girls! How was your night?*

Je rassurai Udo et le remerciai de m'avoir offert une des plus exaltantes nuits de ma vie. J'avais flirté avec les lions, c'était une vraie nuit de voyageur !

Clémence n'en revenait toujours pas et se demandait si elle n'avait pas rêvé. Elle, d'un naturel plutôt anxieux, était tout sourire. Une actrice française avait déclaré récemment avoir soigné ses angoisses grâce à l'acquisition d'un chat avec qui elle partageait ses nuits. Si Clémence dormait généralement avec le sien, la Tanzanothérapie convoquait des félins XXL. Nous nous étions contentées de nous laisser bercer par leurs grognements.

Après avoir largement commenté nos impressions de la nuit, autour d'un *Frühstück* roboratif – les émotions fortes creusent l'appétit –, nous nous rendîmes sur le site du futur lodge. Il allait se déployer autour de deux blocs rocheux monolithiques aux formes arrondies. C'était un magnifique promontoire avec une vue à 360 degrés sur la plaine qui, au-delà de la perspective, allait offrir son énergie.

Udo, comme à son habitude, avait la représentation des futures constructions dans sa tête. Pas facile dans ces conditions de faire une visite de chantier. Qu'à cela ne tienne, il prit un bout de bois et traça sur le sol quelques traits supposés figurer les prochains bâtiments. De manière tout aussi étonnante, cela suffit à Lebouteux pour esquisser une sorte de plan sur un cahier d'écolier. Pour plus de précision, ce dernier arpenta le sol à grandes enjambées pour estimer les distances. Là où je ne voyais toujours qu'un bloc de granite au milieu de la savane, émergeait le futur camp dans la tête de ces deux illuminés. Les tentes allaient s'agencer en deux arcs de cercle autour du rocher, une plate-forme entre deux blocs accueillerait le mess qui s'ouvrirait sur une large véranda. Ces deux hommes étaient soit fous, soit géniaux. On était dans tous les cas loin des bonnes pratiques des Ponts et Chaussées.

Udo nous entraîna en haut du monticule. Sur un côté, le rocher s'enroulait pour créer une sorte d'alcôve naturelle, légèrement surélevée. Des ouvriers étaient déjà en train d'excaver la terre qui s'était accumulée et dans laquelle des arbustes avaient pris racine. L'emplacement était magnifique et Udo nous promit que lors de notre prochaine visite, le gin to serait servi ici.

Lebouteux était certain que cette partie du rocher avait servi d'abri à des hommes dans des temps préhistoriques. Il imaginait la position du feu et des branchages pour être à l'abri des bêtes. Tout autour, la plaine n'offrait aucune protection.

De retour à notre camp de fortune, Lebouteux termina ses croquis. La discussion porta ensuite sur le choix des matériaux et des panneaux solaires, la récupération des eaux de pluies, les évacuations… En fin d'après-midi, tout semblait clair. Les travaux pouvaient avancer. C'était assez surréaliste, mais a priori les lodges précédents, fort réussis, avaient été conçus de la même manière.

Clémence, allongée sur le canapé face à la savane, lisait pendant que j'étais en train de compléter mes notes sur notre nuit blanche quand Udo nous appela. Il fallait qu'on le rejoigne immédiatement sur le chantier.

Lebouteux avait vu juste. Des hommes avaient bien occupé ce terrain. Les ouvriers venaient de trouver une trentaine de boules de pierre parfaitement polies et adaptées à la taille de la main. Certaines, légèrement aplaties, indiquaient qu'elles avaient eu pour fonction de moudre ou de broyer. Deux écuelles arrondies, également en pierre, complétaient le trésor. D'après Lebouteux, ce matériel était trop petit pour être destiné à broyer des graines mais peut-être servait-il à écraser des plantes ou des pigments.

Il fallait continuer de creuser avec précaution pour essayer de trouver d'autres indices. Nous fûmes gâtés. Quelques coups de pioche supplémentaires suffirent à déterrer des pierres friables colorées. C'était la preuve que les boules et les godets permettaient d'écraser des pigments. Nous étions tombés sur un atelier d'artiste d'une époque reculée, et la Tanzanie nous offrait ses couleurs du temps. J'étais plus émue que si nous avions découvert un filon de diamants.

Difficile de dire s'il s'agissait d'objets datant de quelques milliers ou de quelques centaines d'années. L'enfouissement, sous plus d'un mètre de terre déposée par le vent, laissait penser que c'était très ancien. Chose étonnante, alors que nous étions, Clémence et moi, très excitées par cette trouvaille, la conclusion fut qu'il fallait protéger le tout dans du papier journal et faire une vitrine pour l'exposer dans le futur camp. Il était très fréquent ici de relever des traces d'hommes préhistoriques et personne ne s'extasiait de trouver des pierres taillées ou autres vestiges du début de l'humanité.

Tesson, si tes traces sont blanches et tes chemins noirs, mes pistes sont multicolores. Tes chemins noirs sont ombrageux et bordés de ronces. Tu suis le cheminement secret des loups. Pour te remettre sur pied au sens propre comme au figuré, tu t'es offert l'espace de la France rurale qui résiste à l'urbanisation. Ces chemins noirs sont aussi pierreux que spirituels. Accompagné de leur silence, ils te font revisiter tes démons intérieurs.

Mes pistes sont vibrantes de lumière. Mes lions emplissent l'espace et trônent en leur royaume. La savane est encore préhistorique. Mais comme toi, il m'apparut clairement que j'étais sur la bonne voie, le gris de Paris et de mon âme s'effaçait sous les couleurs de l'Afrique.

Aigue-marine

L'apparition de ma deuxième panthère restera l'un de mes plus beaux tête-à-tête. Nous étions en route depuis moins de dix minutes quand nous l'aperçûmes.

Un magnifique acacia parasol avait déployé ses branches pour accueillir notre léopard. Il était couché. Le corps, ramassé sur lui-même, lui donnait un aspect compact et puissant. Sa tête était posée sur une branche adoucie par un lit de lichen. D'un bond, il aurait pu atterrir sur le capot de notre voiture, mais ce n'était pas un animal de cirque. Aucune acrobatie n'était nécessaire pour nous couper le souffle. Pendant de très longues minutes, j'eus le loisir de plonger dans son regard bleu aigue-marine. Il me fixait, je le fixais à travers mon objectif. Sa pupille n'était pas plus grosse qu'une tête d'épingle. Au bout d'un moment, son regard changea d'expression. Il passa de l'indifférence à un léger agacement et, soudain, en une fraction de seconde, un éclair d'agressivité vint me foudroyer. J'aurais pu croire avoir rêvé si mon doigt n'avait pas appuyé, par réflexe, sur le déclencheur de mon appareil. Je n'étais pas la seule à avoir perçu son mouvement d'humeur, et nous décidâmes de nous éclipser discrètement. Nous nous étions interposés entre lui et son repas du soir qu'il irait prélever, le moment venu, au milieu de la marée noire de gnous qui paissait dans la plaine. Nous contournâmes l'arbre pour l'admirer côté pile. Sa patte avant pendait nonchalamment de la branche. Elle était élégante et donnait l'illusion d'une grande douceur. J'imaginais ma panthère patouner comme un chat, mis à part, bien sûr, que je n'aurais pas aimé être le coussin.

Couleurs du monde

Elle arriva telle une star, le nez poudré… par la poussière de la piste.

Nous avions rendez-vous ce soir-là pour un dîner un peu particulier. Emmanuelle Béart et ses fils devaient nous rejoindre à Ronjo. Les expéditions avec Lebouteux étaient décidément pleines de rebondissements : bivouaquer une nuit au milieu des lions et, le lendemain, passer une soirée avec une formidable actrice. Le seul dénominateur commun était la crinière. J'ai encore en mémoire des images de cette sublime sauvageonne, à la tignasse blonde en bataille, courant le maquis. Une génération de jeunes hommes s'était noyée dans le bleu lagon des yeux de Manon des sources.

Nous étions loin d'un palace dans lequel on s'attend à croiser une actrice en vacances. Ronjo était le camp le plus rustique et le plus simple de tous les lodges. Ici, les tentes étaient plantées à même le sol et sans toit de chaume. L'intérieur des tentes était charmant mais la salle de bains plus spartiate. La *bucket-shower*, remplie d'eau à la bonne température, juste au moment de la douche, nous ramenait aux safaris d'antan. Pas non plus de point de vue spectaculaire, nous étions au ras de la savane. Si aucun campement n'était clôturé, celui-ci paraissait davantage exposé. Il était à découvert et en terrain plat sur le passage éventuel d'animaux mais les Massaï gardaient l'œil ouvert pour la sécurité du camp. C'était un lieu particulièrement propice pour s'imaginer marcher sur les traces de Meryl Streep.

Si le feu était un élément commun à tous les lodges, ici, plus qu'ailleurs, il incitait à se retrouver autour du foyer pour commenter les rencontres de la journée et les émotions qu'elles avaient suscitées. C'étaient des moments joyeux, impulsés par un sentiment de proximité entre les hôtes. La présence des bêtes sauvages rapprochait les hommes dans un élan de fraternité. Parfois, ces veillées se prolongeaient par des moments plus retenus. L'âme africaine touche ceux qui savent regarder danser les flammes dans le silence de la nuit. Nul besoin de danses folkloriques, organisées parfois pour les touristes. Ici, on aime écouter ce silence habité de tant de bruits, si particulier à la savane.

Notre dîner fut animé et jovial.

L'actrice, accompagnée de son plus jeune fils, Surafel, était venue rejoindre Yohann, son aîné.

Ce dernier, dans le cadre de son doctorat, venait de passer plusieurs mois chez les Hadzabés, tribu primitive vivant de chasse et de cueillette. Lebouteux l'avait aidé à faire ses premiers pas africains et tout naturellement Emmanuelle lui avait demandé d'organiser les retrouvailles avec son fils. Les routes de nos safaris respectifs se croisaient ce soir-là à Ronjo.

Clémence et Yohann se trouvèrent des amis communs. Le monde est petit, surtout à Paris.

Nous apprîmes également que le père d'Emmanuelle, Guy Béart, avait eu une vie plus académique avant de se lancer dans la chanson. Cela amusa Lebouteux de savoir qu'il avait aussi suivi les classes préparatoires du lycée Henri-IV et avait intégré l'École nationale des ponts et chaussées. Chacun avait enjambé la glissière de sécurité de la voie royale des bons élèves pour se réinventer une vie plus haute en couleur, l'un en écrivant des chansons, l'autre en organisant des safaris. Yohann taquina Lebouteux en lui disant que son grand-père, lui, avait quand même construit au moins un pont !

Plus sérieusement, Yohann nous raconta ses premières impressions chez les Hadzabés. Ce mode de vie, souvent idéalisé, se révèle très violent… Sur le devant de la scène, il y a une tribu de chasseurs-cueilleurs vivant dans une région proche du lac Eyasi confectionnant des arcs et des flèches de toute beauté, avec une agilité au tir exceptionnelle qui leur permet de se nourrir de leur chasse. Ils cueillent également des racines et des baies avec lesquelles ils se soignent, et savent trouver le miel sauvage au creux des arbres… Cela permet de faire de jolies photos qui avaient eu, il y a quelques années, les honneurs des grilles du jardin du Luxembourg, pour une exposition intitulée *Le Dernier des peuples premiers*. L'arrière-scène est plus contrastée. La drogue, l'alcool et la violence qui va de pair gangrènent le quotidien de cette tribu en sursis. Yohann avait découvert un monde bien moins pacifique que celui imaginé par Jean-Jacques Rousseau.

Malgré cela, notre jeune anthropologue s'était intégré au clan où il avait eu le droit d'ériger sa propre hutte. Il donnait aussi des cours de français dans le village voisin. Cela lui laissa l'occasion de faire une jolie et délicate surprise à sa mère. En prévision de sa visite, il avait appris aux enfants de sa classe une chanson de son grand-père.

C'est une Emmanuelle très émue qui partagea avec nous cette vidéo où on la voyait entrer dans la classe alors que les enfants entonnaient la chanson de son père. Bien sûr, la joie d'Emmanuelle était communicative mais mon frisson venait du thème de la chanson. Yohann avait choisi celle où son grand-père disait vouloir « *changer les couleurs du temps, les couleurs du monde* ». Peut-être avait-il écrit cette chanson un jour gris à Paris. Pour moi, ce soir-là, elle prit une signification toute particulière. J'avais choisi d'écrire sous les auspices des couleurs en opposition à ton blanc et à ton noir. J'y vis une invitation à persévérer.

Inspirée par la spiritualité de l'Afrique, voilà que je commençais à me délester de mes carcans cartésiens et me mettais à croire aux signes !

Emmanuelle Béart, habituée aux premiers rôles, avait passé une soirée à n'être que la mère de ses fils et la fille de son père. Nous avons quitté la table bien tard avec l'impression que nous avions été sept ce soir-là.

Toute la nuit, les hyènes nous gratifièrent d'un concert, peut-être pour rendre hommage à celui qui était venu nous visiter le temps d'une chanson.

Azur

Serengeti est tiré de la langue massaï, il signifie : « immense, sans fin ». De la hauteur de notre montgolfière, c'est bien l'impression que nous avions. Le ciel en s'étirant sur ses quatre côtés peinait à couvrir cette plaine immense de la taille de trois départements français.

Clémence et moi avions concédé à Lebouteux, et de nous lever encore une fois à l'aube, et de nous compromettre dans cette attraction pour touristes. Se retrouver dans une nacelle, coincées entre quelques congénères, ne nous enchantait guère. Nous avions l'impression de commettre une énorme faute de goût, prises au piège de la brochure touristique sur papier glacé. Nous étions plus sensibles à la peur du ridicule qu'à celle de l'altitude.

Le départ à l'horizontale dans une nacelle couchée sur le sol et un ballon flasque accentuait le grotesque de la situation. Mais, portés par le ballon, une fois dans les airs, la surprise fut plutôt heureuse. Nous avancions paisiblement, au gré du vent du matin dans un ciel bleu lavande. Cela m'incita à me concentrer sur l'essentiel : l'immensité.

Face à l'infini, ma pensée, qui ne butait sur rien, se mit spontanément à divaguer en se laissant porter par la légèreté du vent. Vinrent se télescoper des images, bien sûr la tienne, puis celle de Yohann. Je vous imaginais chacun dans vos voyages, dans vos trips insensés. Et mon ego s'invita. Et moi, dans tout cela ? Qu'est-ce que j'étais venue chercher ici ?

Tesson, qu'est-ce qui te pousse à courir le monde tout en fuyant les hommes ? Partir sur les chemins noirs était une question de survie, mais pour les autres voyages, les autres perditions ? Tu dis que l'insatisfaction est le moteur de l'homme jamais content de son sort. Avant de partir pour ta retraite de Russie en side-car, tu proposes à ton ami Gras un vrai voyage. Vous étiez alors dans la mer de Baffin où vous escaladiez des murs de glace en zigzaguant entre des icebergs, et tu étais déçu par cette « croisière de mormons ». « Un vrai voyage, c'est quoi ? te demanda-t-il.

– Une folie qui nous obsède… une dérive, un délire… traversé d'histoire, de géographie… un truc qui nous laissera pantelants, le soir, en larmes sur le bord d'un fossé. »

Pourquoi as-tu besoin inlassablement de te faire peur, de te faire mal ? As-tu besoin de partir pour expier des fautes, exorciser des démons... ou retrouver des anges qui te hantent... ou tout simplement fuir l'ennui et la médiocrité, et ressentir des émotions fortes pour te sentir vivant ?

Auteur à succès, Paris était une fête au milieu de tes admiratrices et des vapeurs, ou plutôt des litres d'alcool. Mais cette fête a failli te coûter la vie. Ton mouvement perpétuel t'amène sur le bord d'innombrables fossés, mais aussi sur les flèches des cathédrales ou au sommet des plus beaux massifs d'où tu te rapproches des cieux. Toi, l'éternel pèlerin, tu t'es placé sous la protection d'Hermès, dieu des Voyageurs mais aussi celui qui conduit les morts dans leur royaume. Il t'autorise peut-être à visiter ceux qui te sont chers et qui sont partis, ou bien à jouer à cache-cache avec la Grande Faucheuse.

Qu'est-ce qui avait poussé un jeune homme comme Yohann, gâté par la vie, à aller vivre dans une hutte faite de quelques branchages et de feuilles, au sein d'une tribu primitive ? Nourri de ses lectures, il était allé à la rencontre du « bon sauvage ». Il avait découvert une violence dont il avait été préservé jusqu'alors, ou qu'il n'avait pas côtoyée de si près. Il avait constaté que les hommes sont parfois bien pires que les bêtes sauvages car ils peuvent tuer sans raison.

Pour être intégré dans ce monde primitif, il s'était soumis à un rite de scarification dont il gardait sur le torse une cicatrice chéloïde. Cela représentait là-bas un passeport pour la vie d'adulte, ce sera pour lui la médaille de l'aventurier.

Au-delà de cette cicatrice sur sa poitrine, ramenait-il des blessures plus profondes ?

Peut-être que loin de tout, assailli par les doutes et la peur, Yohann avait retenu ses larmes au bord d'un fossé. Il avait épargné à sa mère cette partie du récit.

Moi, je n'étais qu'une touriste, alors que, comme tout le monde, je rêvais d'être une exploratrice. Contrairement à vous deux, mon ordinaire est pavé de beaucoup de larmes. Pas forcément les miennes, mais celles des personnes que je vais, plus souvent qu'à leur tour, ramasser au bord des fossés.

Je me plais à dire que mon métier me fait beaucoup voyager et je ne pense pas aux conférences qui m'emmènent aux quatre coins du monde. Mes plus grands voyages sont ceux que je fais avec mes patients. Chacun m'invite dans sa vie pour un trajet plus ou moins long, plus ou moins difficile.

La plupart d'entre eux sont atteints de troubles bipolaires, et leur humeur oscille entre des hauts et des bas. Ces fluctuations les entraînent dans les eaux tourmentées de la confusion et parfois du délire. Au cours des phases d'exaltation, tout s'accélère, le corps s'agite, la pensée s'emballe. Le monde est perçu à travers le prisme d'émotions excessives. La manie rend audacieux, arrogant, tout-puissant. Mais la chute est foudroyante. Les patients sont happés par le néant de la dépression et sont laissés exsangues, dévitalisés, en larmes sur le bord d'un fossé.

Les patients confrontés à ces quarantièmes rugissants doivent courageusement, après chaque tempête, naviguer vers les eaux plus calmes de la normalité. À leur contact, je me sens comme un capitaine de vaisseau. Je dois tenir la barre face à des éléments en furie, orienter les voiles au plus juste pour remonter au vent de la raison. À d'autres moments, certains s'épuisent et décident de se laisser couler, il faut alors essayer de comprendre ce qui se passe dans ce cerveau qui, tel un radeau, se laisse dériver. J'accompagne les patients dans ces voyages qui conduisent à explorer les rivages de notre humanité. Ces voyages qui ne quittent pas les murs de Sainte-Anne m'ont laissée, plus d'une fois, au bord des larmes sur un trottoir parisien.

Confronté à de telles turbulences, le psychiatre a besoin de fixer le cap. Pour ma part, dans ces voyages sans carte et sans boussole, je fais souvent appel à la littérature. On peut y puiser jusqu'à l'infini au gré de ses humeurs, de ses besoins ou de ses envies. Elle apporte l'apaisement, elle dénoue les pensées ruminatoires, elle polit notre façon d'être au monde et permet aussi d'y choisir… un compagnon de voyage. Les livres ouvrent les tiroirs du temps et de l'inconnu. Ces lectures sont précieuses pour ramener tout le monde à bon port et éviter de finir sur le bord d'un fossé.

Mais ici, en Tanzanie, portée par mes sens, vibrant à des sons, à des odeurs et à des couleurs, je me suis sentie du voyage et j'ai éprouvé le besoin de me lancer dans l'écriture.

Le vrai voyage n'est-il pas la narration que l'on en fait ? C'est-à-dire ce que l'on en retient et ce qui nous enrichit. C'est retenir l'instant présent et revenir à l'intime. Sans le savoir, c'était peut-être ce que j'étais venue chercher ici.

Fuchsia

Autour du lac, les acacias déployaient leur canopée parasol. Leur densité amenait les houppiers à se saluer en d'élégantes révérences. Mais qui s'y frotte s'y pique et leurs feuilles en fougère arborescente, si prisées des folivores, étaient défendues bec et ongles par de méchantes épines. Ils offraient néanmoins un perchoir salvateur à toutes les ailes fatiguées.

Nous avions atteint les bords du lac Ndutu situé aux confins de la plaine de Serengeti, déjà dans la zone de conservation du Ngorongoro. D'énormes troupeaux se retrouvent dans cette région, entre décembre et mars, afin que les femelles mettent bas. À cette saison, l'accès à l'eau est facile et l'herbe rase permet de surveiller l'approche des prédateurs et d'assurer une relative sécurité aux nouveau-nés.

Nous y fûmes accueillis par un troupeau de grands buffles noirs. Accueillis n'est pas le terme le plus approprié tant cet animal semble peu affable. Ses redoutables cornes s'enracinent sur une bosse frontale évoquant davantage la brutalité que la sympathie et l'implantation basse de ses grandes oreilles lui donne un air de cancre. Brutalité et bêtise assorties d'une énorme masse de muscles en imposent forcément. Et l'on sait qu'une fois la bête lancée au galop, les pattes courtes rabaissant son centre de gravité, il ne fait pas bon se trouver dans l'axe de ses cornes. Certains colosses étaient recouverts de boue séchée donnant l'impression d'une peau squameuse, renforçant leur aspect primitif. Pourtant, les photos leur rendaient un bien meilleur hommage que leur description. Malgré ces attributs peu avenants, ils sont formidablement photogéniques. Le cliché magnifie leur bestialité. Ils ont l'esthétique du gladiateur. Tout évoque chez eux le mâle né pour le combat et les femelles n'échappent pas à la règle.

Mais le spectacle près du lac tenait aussi à la multitude des oiseaux. Les flamants roses, bien sûr, par milliers, perchés sur leurs jambes d'anorexiques dans des collants fuchsia. Ce jour-là, une légère brise formait un clapot sur l'étendue bleu-noir en bordure de laquelle grelottaient ces danseuses en tutu. Pour se protéger du vent, beaucoup avaient la tête enfouie sous une aile. Leur cou gracile ainsi dissimulé, elles ressemblaient à de grosses poules montées sur des échasses. Certaines tenaient héroïquement sur une jambe, tels des petits rats de l'Opéra faisant courageusement des pointes jusqu'à déformer leurs pieds dont le but n'est plus de marcher mais de voler.

Ces étranges volatiles ont l'œil rond et le bec disproportionné. Comme les buffles, l'ensemble est esthétique mais ils pèchent par le détail. Ils sont loin d'être les plus beaux spécimens du bord du lac. Évidemment, quand ils se posent en Camargue – tiens, toujours une proximité avec les gros bestiaux –, comparés aux moineaux de nos champs, ils ont la partie belle. Je notais ces réflexions esthétisantes et la relativité de la beauté quand un autre personnage entra en scène.

À une centaine de mètres, un petit marquis semblait sortir tout droit de la cour de Louis XIV. Il portait la tête haute, la crête à la verticale et son bec effilé et autoritaire pointait vers le ciel. Un jabot de plumes duveteuses et blanches ornait majestueusement son cou. Ses ailes gris anthracite se tenaient le long du corps et se terminaient en une cape traînant jusqu'au sol, soulignant son port altier et affinant sa corpulence rondouillette. Le ventre blanc contrastait avec les plumes de son corsage qui dessinaient un motif en écaille, tel un pourpoint tissé de fils d'argent.

– Une outarde, annonça Lebouteux. Et en pleine parade nuptiale !

– Une poutargue ? demanda une Clémence dubitative qui avait mal entendu et s'y connaissait mieux en recettes de pâtes qu'en noms d'oiseaux.

– Non, une outarde kori que l'on dit aussi outarde royale. C'est le volatile le plus lourd au monde, précisa notre ornithologue improvisé, sans aucun commentaire sur l'allusion aux délicieux œufs de poissons séchés.

Il s'y connaissait visiblement mieux en noms d'oiseaux qu'en subtilités gastronomiques.

La sonorité disgracieuse de son nom desservait cet oiseau à l'évidente noblesse.

Le lac attirait une quantité d'espèces d'oiseaux avec une variété incroyable de tailles, de formes et de couleurs. Lebouteux attira notre attention sur une veuve de paradis dont il nous décrivit les particularités. Quel étrange oiseau ! Une queue noire deux fois plus longue que son corps l'obligeait à voler par à-coups saccadés, et un poitrail coloré n'évoquait en rien le deuil… et en plus il s'agissait d'un mâle. Il ne sort ses habits d'apparat, en l'occurrence ces immenses rectrices noires, qu'en période d'accouplement. Le reste de l'année, c'est un oiseau assez ordinaire, qui, comme le coucou de chez nous, est un parasite. La femelle pond ses œufs dans les nids de proches cousins qui les couveront et nourriront les oisillons. La roublardise n'est donc pas un trait propre à l'homme. Dans la phylogenèse, elle avait donc précédé *Homo sapiens* qui s'est contenté de la raffiner.

Ces rivages me ramenèrent à ton lac Baïkal au fin fond des forêts de Sibérie. De ta cabane du bord de l'eau où tu passeras six mois, tu diras des lacs qu'ils « exhalent une atmosphère mélancolique parce que les esprits y maraudent en vase clos, ruminant leur chagrin ». Tu as choisi le lac le plus profond au monde, qui est emprisonné par les glaces plusieurs mois dans l'année. Mon lac est modeste mais vibrant, joyeux et intensément coloré.

Peut-être étais-tu parti toi-même un brin mélancolique. Pour t'éloigner des hommes, tu avais fait l'effort de « repousser le chat », ce qui t'amènerait quelques mois plus tard à pleurer dans la fourrure de tes chiens. Parmi ces hommes, il y avait aussi une femme…

Thoreau, en indigestion de la société des hommes, passera deux ans sur les bords d'un lac du Massachusetts. Il y écrivit *Walden ou La Vie dans les bois*. Il avait fait vœu et acte de sobriété. La tienne sera plus relative. À l'instar de celle de ton prédécesseur, elle exclut les rapports humains et le superflu, mais pas la vodka. Toi, le drogué d'espace en perpétuel mouvement, tu étais allé t'amarrer au bord d'une eau figée par la glace. Tu y serais confronté au temps long, à la solitude, à la tristesse mais tu y gagnerais la paix, nous dis-tu.

Nous aurions pu te perdre. Tu aurais pu finir au fond de ce lac, gobé par les silures. Quand tu as appris que la femme que tu aimais te quittait, j'ai ressenti la morsure de ta douleur. Celle qui pulvérise le cerveau, met les tripes aux abois, coupe le souffle. Le cœur blessé n'a plus la force de gonfler les poumons pour respirer. Pourquoi l'évolution a-t-elle préservé dans le cerveau humain ce système limbique qui peut générer tant de souffrances ? Il est le réacteur nucléaire de nos émotions. Il nous fournit les impulsions positives, celles qui nous donnent l'énergie de conquérir le monde, mais également celles qui fissurent le cœur. Le bien semble indissociable du pire. Notre cerveau imparfait n'a pas appris à conserver uniquement les émotions négatives nécessaires, comme la peur, salvatrice en cas de danger. Il nous inflige la douleur morale. Heureusement pour toi, ton génome n'est pas perverti par quelques mauvais génies qui t'auraient précipité dans la dépression. La dépression, c'est le disjoncteur quand la douleur est trop forte. Il faut tout éteindre. C'est comme cela que l'on se retrouve à errer, perdu dans le noir du désespoir, vidé de toute vitalité. Pour surmonter ta douleur, tu t'es accroché aux livres, aux chiens et à la montagne. Petit à petit, ta misère a reflué, laissant dans un premier temps juste quelques moments de respiration. Cela a été suffisant pour trouver la force de te relever et puis, un matin, tu as eu envie d'aller voir si le ciel était plus bleu en haut de la montagne.

Je m'occupe de ceux qui n'arrivent pas à retrouver leur souffle et qui sont bloqués au pied de la montagne. Pour ceux dont le cerveau est prisonnier du désespoir, la moindre colline, le moindre escalier devient insurmontable. La dépression n'est pas qu'une perte de plaisir, elle se mesure aussi à l'incapacité de mobiliser un effort mineur pour se mettre en marche.

En levant la tête, je vis un pygargue vocifère sur le faîte d'un immense acacia. Cet aigle pêcheur, magnifique, digne, dans son costume noir, sa tête blanche prolongée par un cou altier portant, en écharpe, un plumage virginal, me fit penser à toi. Cela me rassura. Tu devais être quelque part, perché sur quelque cime.

Kaki

Alors que nous repartions des bords du lac, encore étourdis par tous ces battements d'ailes, survint un incident. De manière tout à fait étonnante, alors qu'il n'y avait pas âme qui vive, un sac en plastique nous sauta aux yeux, accroché là dans une broussaille. Au milieu d'une nature aussi harmonieuse, ce sac était une insulte bien plus grande que dans nos villes poubelles. C'était la laideur absolue. Les bouteilles jetables, et donc jetées, pourraient être un des prochains fléaux de l'Afrique comme en témoignent les abords des villages en parpaings. Mais ici, comment diable cet excrément des temps modernes était-il arrivé ? Pas question de laisser pareille souillure entacher le paysage. Le chauffeur pila, enchaîna une marche arrière un peu rapide, qui se termina de manière brutale… dans une énorme ornière. Nous voilà pris au piège de notre bonne conscience écologique.

Le chauffeur prit la couleur de sa chemise, à savoir kaki. Vraiment pas de chance, et en plus avec le boss. Nous descendîmes de voiture et il tenta, en faisant hurler le moteur, de donner un élan salvateur à l'engin. Peine perdue, cela ne faisait qu'aggraver la situation en creusant encore plus profondément le sillon dans la terre sèche. Le premier réflexe fut d'appeler une autre voiture à l'aide, afin d'être tractés.

Une ombre grise passa sur le visage du guide, nous étions vraisemblablement au seul endroit de la zone où ni la radio ni nos téléphones ne captaient le moindre réseau. L'affaire se compliquait. Avec nos huit bras, dont les deux de Clémence qui étaient plutôt là pour la déco, pas vraiment envisageable de soulever l'énorme 4 × 4.

Il était déjà un peu tard et nous n'avions pas croisé d'autres véhicules depuis des heures, peu de chances de compter sur l'arrivée opportune du moindre secours. Être seuls au monde avait été jusqu'à présent jubilatoire. Force était de constater que cela avait aussi quelques inconvénients. Je me remémorais une de tes aventures aux confins du désert de Gobi qui t'avait profondément agacé. Toi qui ne comptes généralement que sur ton propre mouvement, tu avais été contraint d'emprunter un mode de transport motorisé lorsque ton ami le photographe Thomas Goisque t'avait rejoint quelques jours, alourdi par son matériel. Permets-moi, au passage de noter cette coquetterie de ta part. Un photographe privé, quand même ! Je tiens à te dire qu'en ce qui me concerne je ne m'autorise même pas un selfie ! Mes photos sont le recours que je m'accorde pour suppléer à ma mémoire qui, avec le temps, s'estompera. Elles me permettront de poursuivre mes voyages. Mais hors de question qu'elles me mettent sous les yeux ce que je ne serai plus.

Tu rapportes que votre chauffeur avait été surpris par une flaque de boue, assez improbable dans un désert, et que votre voiture s'était embourbée dans la glaise. Ton agacement est encore perceptible dans le récit que tu fais de cette mésaventure. L'immobilité ne te sied pas, surtout quand elle est assortie de vingt-quatre heures d'attente, sans eau potable.

Pour l'instant, passer la nuit au milieu des bêtes sauvages avec les restes d'un seul pique-nique et dans l'attente d'hypothétiques secours ne nous angoissait pas plus que ça. Avec Clémence, nous évoquions en plaisantant le récit que nous ferions de cette péripétie. Les incidents sont finalement le sel des voyages. Seuls le chauffeur et Lebouteux trouvaient la situation moins amusante.

Puisque la voiture ne pouvait sortir de cette ornière, la seule solution était de créer une pente plus douce en creusant. Avec Clémence, nous assurâmes davantage le soutien psychologique que le maniement de la pelle, mais après un effort partagé, la machine bondit hors de son trou. Nous aurions des choses à raconter ce soir au dîner.

Chose étonnante, pour les citadines un peu angoissées que nous sommes, ni Clémence ni moi n'avions eu la moindre appréhension. Depuis le début de ce voyage, plusieurs fois, je m'étais fait la même réflexion. Nous étions infiniment plus détendues qu'à Paris. Pour ma part, ta présence spirituelle pouvait expliquer cette témérité inattendue mais pour Clémence l'explication était forcément autre. La Tanzanie semblait avoir le pouvoir de nous délester de nos angoisses.

Blanc sur noir ou noir sur blanc ?

Plus de traces de piste, plus de traces de voiture. Nous avions quitté Ndutu pour rejoindre Olduvai en traçant notre route au milieu de la plaine.

Nous étions au beau milieu de la migration et elle avait bien l'intention de nous en mettre plein la vue. Après la Grande Armée des gnous compacts comme des régiments d'infanterie, nous découvrions maintenant la cavalerie. Des milliers de zèbres, au port de tête altier, au galop léger… Seuls au monde au milieu de ces milliers de zèbres, sept cent mille selon les chiffres du parc ! La ville de Marseille en pyjama !

Le vent apportait l'odeur du troupeau. Cela faisait naître des images rassurantes : la ferme, le lait, les vaches ou encore les écuries.

Tant de zébrures finissaient par avoir un effet stroboscopique qui brouillait la vue. C'est d'ailleurs une des fonctions que l'on prête aux rayures, qui lors des mouvements rapides des troupeaux sont censées perturber la vision du prédateur. Comme tout le monde, je m'étais demandé si le zèbre était blanc rayé de noir ou le contraire. In utero, le zèbre est noir et c'est donc un défaut pigmentaire en bande qui va constituer son code-barres. Mais pourquoi ces zébrures, alors qu'a priori le zèbre n'est pas destiné à être vendu en supermarché ? Un camouflage ? Un système de refroidissement par convection entre les zones blanches qui réfléchissent la chaleur tandis que les noires l'absorbent ? L'hypothèse retenue aujourd'hui par le monde scientifique est un effet antiparasitaire par perturbation du terrain d'atterrissage des mouches tsé-tsé. Le diable se cache dans les détails.

Les kilomètres défilaient, difficiles, les zèbres continuaient à couvrir les vallons et les clairières… Nous faisions cap vers le sud mais sans route tracée, il fallait choisir les bons passages. Mister Denys pensant mieux connaître la région que notre guide nous fit perdre une bonne demi-heure avec ses mauvaises indications… Le ciel commençait à s'assombrir et il paraissait plus sage d'arriver avant la tombée de la nuit. Nous avions eu notre quota de sensations.

Nous arrivâmes enfin au camp. J'étais fourbue, la journée avait été longue. Après avoir confié nos bagages à des ânes qui s'acquittèrent courageusement de les monter par un sentier escarpé jusqu'au lodge, je pris un dîner rapide et me réfugiai sous la tente. Il fallait que je jette quelques notes sur mon carnet avant de m'écrouler de fatigue. Contrairement au dire de Samwel, l'énorme rocher sur lequel s'agrippait le camp n'avait pas eu assez de force pour recharger mes batteries. L'âge était sûrement un facteur à prendre en compte…

Clémence, en forme, alla prolonger la soirée autour du feu en compagnie des Massaï. Finalement, l'Afrique la délestait progressivement de l'addiction la plus commune et la plus pernicieuse de sa génération : celle aux réseaux sociaux. Elle avait des périodes d'abus, favorisés par les week-ends pluvieux à Paris, mais son appétence pour la lecture l'avait préservée d'une dépendance totale. Ici, Clémence revenait aux fondamentaux, s'hypnotiser en regardant danser les flammes.

En jetant un coup d'œil aux clichés de la journée, je constatai que mon objectif avait bien capturé des images de ces bêtes si graphiques mais dont il n'émanait pas grand-chose. Mes clichés étaient plats, trop loin de la vérité de ce que j'avais ressenti. Impossible de restituer la puissance du phénomène : cette électricité dans l'air, ce brouhaha de hennissements et de martèlements de sabots, et cette masse qui s'étirait sur la plaine immense, agitée de frémissements d'oreilles et de queues.

Seuls les mots pouvaient m'aider à rendre compte de mes sensations. J'irais chercher le poids des mots. J'étais passée à côté du choc des photos.

Ocre

Oréteti avait fière allure, drapé dans sa toge rouge, appuyé sur un bâton, simple attribut du pasteur nomade mais porté comme un sceptre. Lebouteux était fébrile car, nous dit-il, nous allions là où tout a commencé. Pour l'occasion, Samwel venait de nous rejoindre et serait de l'expédition.

La colline se dévêtait progressivement de son voile de brume matinale pour nous apparaître, nue et arrogante, dans la lumière du premier rayon de soleil. Après quelques kilomètres, nous quittâmes la piste pour pénétrer dans un bois d'acacias que la nature avait ordonné en une belle futaie où chaque arbre avait sa place et donnait à l'ensemble un aspect très civilisé. Ils plongeaient leurs racines dans une terre noire. Seul le haut des branchages, en s'entremêlant en une chevelure tourmentée, ajoutait une note plus fantaisiste.

Au sortir de la forêt, nous débouchâmes sur une vaste plaine à l'herbe rase et nous la vîmes de loin, magnifique et mystérieuse, telle une lune noire tombée du ciel, *The Shifting sands*. Par un étonnant phénomène, un volcan avait émis un sable magnétique qui, poussé par la brise, prenait la forme d'une dune s'enroulant sur elle-même. Sa crête formait une ligne parfaite. La face interne du croissant, par un jeu de lumière, semblait être tendue de velours noir contrastant avec un bord externe d'un gris velouté, plus doux. Une lune cendrée était réellement tombée à nos pieds. Le vent dominant balayant l'immensité de la plaine, la faisait progresser tous les ans d'une bonne vingtaine de mètres. Chaque année, un petit plot de béton marquait sa progression, laquelle, de manière surprenante, suivait une ligne parfaitement droite. La nature tirée au cordeau !

Mais voilà qu'au sortir de cet ensemble si bien ordonné nous arrivions sur le site d'Olduvai. Le choc de ces gorges, toutes en courbes, cassures et circonvolutions, n'en était que plus grand. L'univers avait pris un soin particulier pour façonner un berceau baroque au début de l'humanité.

Comment comprendre la puissance d'Olduvai ? Il faut revenir à la Genèse, au commencement… au temps des Titans. Une monstrueuse activité volcanique, pendant deux millions d'années, a déposé d'énormes couches de cendre, transformant de façon répétée la région en un gigantesque Pompéi. Une région immense de plus de 15 000 kilomètres carrés a donc été nivelée par le haut, seules les crêtes des anciennes montagnes, telles d'énormes cheminées, émergent par endroits de ces remblaiements titanesques.

Chaque éruption majeure avait entraîné un nouvel ensevelissement, capturant et figeant toute forme de vie. Mais ces couches de cendre sédimentées s'érodant facilement, un oued avait trouvé son chemin et, ce faisant, avait creusé un profond canyon permettant d'ouvrir les tiroirs du temps.

Des strates de différentes couleurs striaient magnifiquement les parois. La troisième couche, d'un bel ocre orangé, rehaussait l'élégance de l'ensemble. Ces anneaux s'empilaient en des formes coniques sur lesquelles quelques arbrisseaux tentaient une remontée pour s'échapper du canyon.

– Ah ! constata Lebouteux, il y a de l'eau au fond de la gorge. Ça va être plus compliqué que prévu.

Nous comprîmes alors que son intention était de nous faire descendre au fond de la gorge. Certes, ce n'était pas tout à fait la taille du Grand Canyon, mais les parois étaient très escarpées et instables pour nos baskets de citadines.

Mais après que Mister Denys eut demandé au chauffeur de nous retrouver de l'autre côté, nous n'avions plus d'autre choix que de franchir l'obstacle. La descente fut lente et inélégante, du moins en ce qui me concerne. J'étais accrochée au bras de notre guide Oréteti, les fesses en arrière, cherchant mon équilibre à chaque appui. Lui descendait d'un pas assuré avec ses chaussures taillées... dans un pneu. Clémence, plus jeune et plus légère, s'en sortait bien mieux.

Pendant ce temps, notre paléontologue amateur furetait dans la pente, les yeux rivés au sol à la recherche de quelques vestiges.

La traversée du cours d'eau, pieds nus, n'en fut pas moins héroïque. Puis il fallut remonter...

Arrivés sur l'autre versant, nous nous assîmes pour reprendre notre souffle. C'était moins la difficulté de la remontée que la beauté du site qui nous laissait sans voix. Le panorama était grandiose, le vert foncé des acacias parasols répondait aux ocres des falaises. Des girafes déjeunaient de l'autre côté de la gorge. Nous étions seuls au monde, dans le berceau de l'humanité.

« Dans le monde, l'homme est entré sans bruit... j'aimerais que ce lieu garde longtemps la trace de ce silence originel. » Cette citation qu'il attribuait à Teilhard de Chardin permit à Lebouteux de faire son petit effet et d'introduire son propos... Il nous conta alors les découvertes des époux Leakey. Au début des années 1960, ce couple de paléoanthropologues fit, ici même, des trouvailles qui bouleversèrent le récit de nos origines. Leur découverte de « Nutcraker man », l'Australopithèque à la mâchoire imposante, confirmait la présence d'hominidés en Afrique. Cependant, ce mangeur de noix n'était encore qu'un lointain cousin. *Homo habilis* fut leur deuxième bébé, cette fois suffisamment habile pour fabriquer des outils. Il devint le premier à porter le titre d'*Homo*. L'homme était en marche et *Sapiens* n'avait plus qu'à laisser son cerveau se développer, pour le meilleur et pour le pire.

Trouvés dans la même couche sédimentaire, il devenait évident que les Australopithèques et *Homo habilis* avaient été contemporains, confirmant l'intuition de Teilhard de Chardin, paléontologue et homme d'Église, du début du XXe siècle. Ce dernier émit l'hypotèse que l'homme primitif est apparu à diverses époques, sous diverses formes et en divers endroits. Il avait théorisé, malgré la censure de son époque, que c'est la convergence de ces espèces vers une plus grande humanisation, plus de conscience et plus de respect pour la vie qui rapproche l'homme de l'image de son Créateur et non l'inverse. À mon humble avis, il manque encore quelques étapes pour parvenir à *Homo perfectus*.

Pour nous récompenser d'avoir été vaillantes dans la traversée et attentives aux explications, notre paléontologue improvisé sortit de sa poche son trésor du jour. Plusieurs os fossilisés, une dent d'un très gros animal et, clou de la collection… une pierre taillée !

Oblongue et de jolie couleur ivoire, la pierre avait exactement la taille de mon smartphone. Ces deux objets se répondaient, chacun représentait le summum de la technologie de son époque. La pierre n'était taillée que d'un seul côté : un monoface. Il faudra attendre près d'un million d'années avant que l'homme ne mette au point le biface, puis les choses s'accélèreront… De nos jours, il faut à peine deux ans pour passer de l'iPhone 13 à l'iPhone 14.

Les révolutions technologiques modernes transforment très vite l'organisation de nos modes de vie. Cette célérité n'est pas sans répercussions. Nos neurones peinent à s'adapter à ce rythme fou auquel ils n'ont pas eu le temps de s'ajuster.

C'est après la mort de son époux que Mary Leakey et son équipe firent la découverte des traces de pas de Laetoli. C'est dans ces paysages, à une quarantaine de kilomètres d'où nous nous trouvions, que trois hominidés, il y a trois millions d'années, laissaient dans la boue fraîche des empreintes aujourd'hui conservées. Ils courent dans les hautes herbes, conscients qu'ils ont un avenir. Ils n'ont pas pris une ride.

Nous rentrâmes au camp, nos pensées égarées dans les couloirs du temps.

Rouge

Soudain dans cette infinité, un point rouge !

Le rouge, c'est la toge des empereurs romains, la robe des cardinaux et les semelles des Louboutin… Ici, c'est la couleur des guerriers Massaï.

La région que nous abordions, le Ngorongoro Conservation Area, est une zone de conservation de la flore et de la faune, interdite d'habitations. Seuls les Massaï ont été autorisés à y rester à la condition qu'ils ne dérogent pas à leur mode de vie traditionnel. Cette règle établie au moment de l'indépendance devait être une cohabitation heureuse entre des lions, des éléphants, des millions de gnous venant mettre bas au printemps et une poignée de Massaï, pasteurs nomades, non chasseurs et protecteurs de la nature.

À cette époque, sept mille Massaï vivaient dans cette région. Ils sont aujourd'hui cent vingt mille… La faune se retire, la flore disparaît sous les dents des chèvres et des moutons, et la déforestation s'emballe. Les collines, où plus aucun arbre ne retient le ruissellement des pluies, se creusent de longues rides et de ravines plus profondes. Les coteaux, que plus aucun houppier ne protège, perdent en même temps que leur panache un peu de hauteur, érodés par la pluie et le vent. Le bois des arbres est un élément essentiel à la survie des Massaï, pour ériger des enclos, construire leurs cases, se chauffer, s'éclairer et cuisiner.

Au cours de tes innombrables périples, tu as constaté que l'homme est une mite, et qu'il creuse des trous dans le manteau des forêts. Les mites sont bien la plaie de mes pulls mais l'homme surpasse tout en termes de déforestation. Malheureusement, c'est parfois l'homme pauvre, comme ici, qui grignote notre meilleur allié contre le réchauffement climatique. Et la croissance démographique en Afrique ne va pas réduire la masse des plus défavorisés.

Obliger les Massaï à vivre de manière traditionnelle est anachronique. Bien sûr, les villages de cases rondes où l'on achète des bijoux, ainsi que la vision pastorale des enfants Massaï courant pieds nus derrière un troupeau de chèvres enchantent les touristes. Mais ce peuple est en droit de revendiquer, comme tout citoyen du monde, l'accès à l'éducation, à l'eau et à l'électricité, à la santé, à l'agriculture et à internet, mais aussi au parpaing et à la tôle ondulée. Et c'est là que les choses se compliquent pour une population en croissance exponentielle au milieu d'un parc national. Le gouvernement tanzanien propose de déplacer les Massaï en leur donnant accès à plus de confort.

Beaucoup d'instances et d'ONG militent pour ne pas déloger les Massaï. Clémence et moi, très formatées à la bien-pensance, allions spontanément dans ce sens. Après tout, ils sont ici chez eux. Mais l'équation semble plus complexe. Beaucoup de Massaï résidant sur cette terre d'accueil viennent du Kenya d'où l'agriculture modernisée les a chassés. Dans tous les cas de figure, des populations sont déplacées et la densité humaine dans cette zone protégée devient un véritable dilemme. Quelle est la moins mauvaise solution ?

Toi, l'ermite qui rêve de vivre dans une cabane, seul au milieu de la forêt, ton attrait pour la vie minimaliste et solitaire repose sur un choix. Qu'en est-il de celui des Massaï ? Il y a longtemps qu'ils ne sont plus des guerriers et il leur est interdit désormais de se battre contre les lions. Les femmes Massaï sont les esclaves des hommes et de cette terre ingrate, condamnées à enfanter dans la douleur dans des conditions sanitaires déplorables. Beaucoup n'y survivent pas et leurs enfants en bas âge paient un lourd tribut à ce mode de survie.

Face à toutes nos interrogations, Samwel nous proposa, à Clémence et à moi, d'aller rencontrer, le soir même, une famille Massaï. Gênée par ce qu'elle considérait comme une intrusion, Clémence déclina l'invitation. L'envie de comprendre me fit surmonter mon propre malaise.

Sombre

Celle qui me paraissait être une très vieille dame me prit par la main pour me guider dans la nuit de sa case. Mes yeux s'habituèrent à la pénombre. Elle m'invita à m'asseoir sur un bidon près des bûches et s'installa face au feu constitué de quelques braises incandescentes posées à même le sol. Samwel et celle qu'il appelait Mama Kélé se mirent à parler en massaï tandis qu'il me faisait une traduction simultanée. Une discussion à trois s'instaura et dissipa le sentiment d'intrusion qui, dans un premier temps, m'avait gênée. Finalement, je me sentais la bienvenue. Était-ce d'être autour de l'âtre ? La caresse sur ma main du petit garçon qui était venu à côté de moi ? La douceur du regard de cette femme qui ne baissait jamais les yeux ? Je pouvais maintenant distinguer ce lit de rides qui striaient son visage. Il s'agissait autant de cicatrices de la vie que de traces du passage du temps. La lumière du feu, se jouant de l'ombre comme dans un tableau de Rembrandt, donnait encore plus de caractère à son visage. On pouvait y lire de la détermination.

Comme au début de l'humanité, nous conversions autour du feu. C'était un feu discret, en partie recouvert de cendres, juste quelques braises qui se consumaient pour éclairer la pièce. L'art était de maintenir un tison incandescent pour pouvoir, à tout moment, raviver la flamme, mais ici jamais de grandes flambées par mesure d'économie et pour éviter d'enfumer la *boma*.

La hutte était d'un extrême dénuement. Le toit était tricoté en branchages savamment entrelacés et les murs étaient constitués d'un mélange de bouses de vache et de terre. Évidemment, ici, ni eau ni électricité. Un sol en terre battue, des couchettes faites de simples planches surélevées à une trentaine de centimètres du sol sur lesquelles étaient jetées des peaux de bêtes. Mes yeux s'étant habitués à l'obscurité, je perçus sur le lit en face de moi deux petits tas enroulés dans un tissu coloré. Émergea à ce moment-là une tête aux grands yeux encore emplis de sommeil. L'enfant dut croire à une vision spectrale, car ses yeux s'agrandirent encore plus et sa bouche s'ouvrit dans une expression de stupeur, mais aucun cri n'en sortit. Quand on est de la race des guerriers, face à un fantôme, même à deux ans, on n'a pas le droit de montrer sa peur.

Mama Kélé était la grand-mère de tous les enfants de cette *boma* qui comptait trois cases, dans lesquelles vivaient les trois femmes d'un de ses fils. La répartition des tâches chez les Massaï est simple : les femmes font tout. Elles construisent les maisons, vont chercher l'eau dans les flaques d'eau après la pluie ou dans des trous qu'elles creusent dans les lits des rivières asséchées, cuisinent, traient les vaches, s'occupent des enfants et pendant le temps qui leur reste confectionnent des colliers dont la plupart sont destinés à être vendus aux touristes. Elles sont généralement mariées très jeunes et il n'y a pas si longtemps étaient excisées. Le plaisir est interdit aux esclaves. Les enfants, dès leur plus jeune âge, gardent les troupeaux. Pendant ce temps, la plupart des hommes parcourent la savane, passent d'une case à l'autre pour visiter leurs femmes. Certains cependant rompaient avec le mode de vie traditionnel pour entrer dans la vie moderne.

Je posai à Samwel, la question qui me brûlait les lèvres. Mama Kélé était-elle d'accord pour changer de vie et s'installer dans un autre lieu avec plus de confort ? Pas la peine de connaître sa langue pour comprendre que la réponse était un non catégorique. Mais qu'est-ce qui pouvait retenir cette femme dans ce qui me paraissait être un enfer ? J'émis une hypothèse d'Occidentale : les lieux où ils enterrent leurs morts ? Samwel sourit. Bien sûr que non. Les Massaï sont effrayés par les morts, qu'ils entourent d'une peau de vache avant de les mettre en terre et de fuir l'endroit qui pourrait porter malheur. Mais alors, pourquoi ? Elle aurait tout à y gagner. Bien sûr, la peur de l'inconnu mais, étonnamment, la réponse vint en partie de Samwel, le Massaï qui parle cinq langues, qui voyage régulièrement à travers le monde, qui fait tourner la tête à toutes les femmes.

Il murmura :

– On est bien ici. Ces moments me manquent. Je me rappelle les longues soirées en famille autour du feu, où, enfant, je piquais du nez de fatigue. En regardant les braises se consumer, on buvait le lait chaud dans les calebasses. J'ai gardé celle de mon enfance pour y boire du lait encore aujourd'hui.

Mais cette existence était retirée du monde. Loin de tout, la vie y est sans pitié, pas très différente de celle des animaux sauvages. Notre chat vit indéniablement dans plus de confort, et nous n'avons qu'à traverser la rue pour l'amener chez le vétérinaire. Ici, quand les enfants sont malades, on leur donne à lécher un doigt que l'on a passé sur une poutre de bois pour en récolter la suie. C'est supposé avoir des vertus thérapeutiques contre les maux de ventre…

Le mode de vie Massaï va-t-il disparaître ? Sans doute, ici comme ailleurs, le rouleau compresseur de la mondialisation va aplatir tout ça. Doit-on s'en plaindre ou s'en féliciter ?

Était-ce à moi, l'Occidentale, de répondre à cette question ? La décence m'incitait à me dire que ce débat et les moins mauvaises solutions appartenaient à des Samwel et à des Mama Kélé.

Après le dîner, nous nous étions retrouvés naturellement autour du feu. Comme sur un écran géant, le grand rocher reflétait les flammes et projetait nos ombres allongées. Deux Massaï surveillaient ce feu et l'alimentaient avec la science de Mama Kélé pour tirer le meilleur du bois qui se consumait.

Depuis le début de mon safari je me retrouvais tous les soirs près d'un feu. Mais ce soir, après le dialogue entre Mama Kélé et Samwel dans une langue que je ne comprenais pas, le feu m'apparut encore plus essentiel. Tu écris dans ta cabane de Sibérie : « Les dernières flammes du poêle meurent vers quatre heures du matin. À l'aube, il gèle dans la pièce. Il faut se lever et allumer le feu : deux gestes qui célèbrent le passage de l'hominidé à l'homme. »

L'homme a maîtrisé le feu il y a cinq cent mille ans. Ce feu allait apporter sécurité et sérénité. Ce temps gagné sur la nuit, gagné sur la peur, allait permettre aux petits groupes de nos ancêtres rassemblés d'autres échanges que ceux de la survie ordinaire basés sur une communication rudimentaire. Ce rapprochement dans la nuit moins obscure a suscité l'envie de converser.

Je ferais volontiers l'hypothèse qu'*Homo loquax* est apparu avec la maîtrise du feu. En se redressant, *Homo erectus* a libéré ses mains, mains qui ont pris plaisir à jouer avec des objets et en ont fait des outils. L'élaboration et la manipulation de ces outils ont participé à ciseler son cerveau. De ce cerveau augmenté et parlant sont nés les dieux et, avec eux, de nouvelles raisons de s'entretuer mais aussi leur célébration par des représentations et des récits. Le pire et le meilleur étaient désormais les compagnons de route de l'Homme.

Le foyer, centre de la vie sociale d'antan, a aujourd'hui fait place à son successeur, plus moderne, l'écran. Le feu a fait se parler les hommes, l'écran les a fait taire. Et comme si ce n'était pas assez, le téléviseur du salon est aujourd'hui éclaté en petits écrans individuels. Si on ne se rassemble plus, si on ne se parle plus au sein des familles, à quoi va ressembler l'humanité à venir ? Tout cela risque bien de se terminer chez le psy !

Soleil noir

Après avoir accablé les hommes Massaï, il me semblait légitime de donner la parole à celui que j'avais sous la main.

À la faveur de la fin d'après-midi, je me retrouvai avec Samwel, et il me raconta son histoire. Enfant, il avait été atteint d'une de ces maladies sévissant dans les régions chaudes qui génèrent de terribles ulcères aux jambes. Pendant ses jeunes années, il fut ainsi handicapé par des plaies purulentes, qui l'empêchaient de marcher et donc de se rendre à l'école. Chez les Massaï, pas de bus de ramassage scolaire, ton sort dépend de ta capacité à marcher. Paradoxalement, ce retrait forcé eut deux conséquences majeures qui changèrent radicalement sa trajectoire de vie qui le destinait à garder des vaches. La privation de l'école généra chez lui une appétence particulière pour l'apprentissage. De plus, il fut aussi privé du loisir d'aller courir dans les champs avec les autres enfants.

Cela évitait tout dilemme et orienta son attention et sa motivation vers le savoir. Étant le benjamin d'une fratrie de neuf, les autres enfants hors de la maison, cela lui donna l'occasion de tisser des liens plus étroits avec son père. Il finit par guérir progressivement de son infection, retrouva l'usage de ses jambes et fut le premier de la famille à accéder à des études secondaires au cours desquelles il se passionna pour tout, et plus particulièrement pour les langues. Un autre monde s'ouvrait à lui. Il débuta comme chauffeur-guide dans le tourisme. Ses premiers salaires furent destinés à offrir à son père une maison où il suffisait d'appuyer sur un interrupteur pour allumer une ampoule. Ce fut la fierté de son père, un fils qui amenait la lumière. Le miracle fut de courte durée, car son père s'éteignit trop vite, il quitta cependant la scène dans la lumière, avec la fierté du devoir accompli. Au moins un fils vivrait mieux que lui.

Lebouteux repéra rapidement cette pépite et lui confia de plus en plus de responsabilités. Aujourd'hui, Samwel est l'un de ses plus précieux collaborateurs. Je ne sais d'où il tirait son magnétisme, peut-être des pierres desquelles il captait l'énergie, mais une chose est sûre, il irradiait. Il était en route pour conquérir le monde dont il ne maîtrisait pas moins de cinq langues… Mais était-ce son vœu ? Sa sérénité était l'indice qu'il n'avait pas de desseins aussi vils. Il était devenu un bâtisseur. Il gérait des hommes. Les nouvelles technologies l'amusaient. Mais, chez lui, pas l'once de l'agitation de l'entrepreneur occidental. Il était paisible, toujours à la bonne place, à la bonne distance des personnes et des choses.

Nous reparlâmes de l'âme, la grande âme, celle de Dame Nature. Sans doute fallait-il être connecté à elle pour être en permanence à sa place. Et comme tu nous le rappelles, Tesson, être à sa place est le véritable aboutissement. Celui qui permet d'apaiser ses conflits intérieurs. Mais comment un éternel voyageur peut-il trouver sa place ? Peut-être, comme Ulysse, faut-il avoir un port d'attache ? Tu ne nous as jamais livré quel était le tien. Sans doute ta bibliothèque…

L'animisme de Samwel n'était pas celui des amulettes et des gris-gris. Il s'agissait de plonger dans la grande âme. Cela m'évoqua cet étonnant documentaire, *La Sagesse de la pieuvre*, où Craig Foster se reconstruit en tissant des liens affectifs avec un céphalopode. À travers la pieuvre, il s'imprègne de la spiritualité des lieux. C'est autant l'animal que son environnement qui le sauvent de sa noyade psychique.

Sur tes chemins noirs, tu dis abandonner ton âme. Attentif à chaque mouvement d'herbe, au moindre frissonnement des arbres, tu vois apparaître parfois l'image de ta mère. Si les espaces ouverts stimulent ta vigueur, les terrains de lave, que tu accuses de mauvais rayonnements, t'ont terrassé en proie au mal noir. Après tes convulsions, tu puiseras de nouvelles forces au pied d'un arbre. Tu as su trouver les ondes qui régénèrent. La fameuse énergie des plantes, des pierres, des animaux mais aussi du vent et des rivières… et, pourquoi pas, des lagons.

À Ondine, fille des eaux, dans la pièce de Giraudoux, qui se plaint de ne pas avoir d'âme, Yseult répond : « La question ne se pose pas pour toi, ni pour aucune créature non humaine. L'âme du monde aspire et expire par les naseaux et les branchies. Mais l'homme a voulu son âme à soi. Il a morcelé stupidement l'âme générale. Il n'y a pas d'âme des hommes. Il n'y a qu'une série de petits lots d'âme où poussent de maigres fleurs et de maigres légumes. »

Moi, la gardienne de nombreuses petites âmes en peine, je commençais à sentir la puissance de l'âme africaine. Dans le galop des gnous, le regard du léopard, le chant des oiseaux, les appels des lions, les ciels flamboyants, je la touchais du doigt et je sortais timidement de la mienne envahie par les mauvaises herbes.

Le rouge et le noir

À trente kilomètres au sud d'Olduvai, nous venions de rejoindre un des lieux mythiques de safari, le cratère du Ngorongoro, décor grandiose abritant l'une des plus spectaculaires réserves animalières au monde.

Culminant à deux mille quatre cents mètres d'altitude, cet ancien volcan avait été sans doute, dans ses jeunes années, plus haut que le Kilimandjaro. En des temps très anciens, la croûte terrestre s'était déchirée, dans un air saturé de poison et pétaradant de laves trachytiques, mais le magma avait finalement renoncé à jaillir jusqu'au ciel et était retourné dans les entrailles de la terre. Il avait aspiré littéralement le géant, et lorsque toute la matière fut engloutie, il ne resta qu'une vaste caldeira de vingt kilomètres de diamètre, avec des bords de six cents mètres de haut formant une somptueuse couronne. Au centre, le lac Magadi scintille telle une magnifique aigue-marine sertie de cristaux de sel, déposée dans un écrin de verdure. La forêt tient le haut du pavé, puis se décline en taillis plus modestes. Dans la pente, les arbustes laissent la place à de curieux cactus, sortes de candélabres géants à multiples branches, des euphorbes pour être précise. Le fond de cet immense cratère est tapissé d'herbe grasse.

Sans même avoir vu la première bête, nous avions le sentiment que c'était bien là que Noé avait libéré les animaux de son arche. Cela incitait à une sorte de recueillement. Nous étions, avec Clémence, sans voix devant tant de beauté.

Petites gazelles de Thomson, gnous et zèbres, phacochères… les premiers animaux, invisibles au départ car nous étions à une altitude trop élevée, composaient maintenant le premier tableau.

Rapidement, le roi et sa reine entrèrent en scène pour nous offrir… un accouplement royal.

À plusieurs reprises, la femelle vint se frotter à lui pour lui signifier son consentement. Dans le règne animal, même le souverain doit se conformer aux bons usages.

L'assaut du mâle fut bref. Quelques herbes hautes jetèrent un voile pudique sur les parties les plus intimes. Nous étions à seulement quelques mètres. Concentré sur sa tâche, le lion nous offrait son profil aussi majestueux que monumental. Sa crinière dense couleur caramel descendait jusqu'au milieu de ses épaules. Son corps allongé se contracta sous ses coups de reins puissants. Mon objectif, pudiquement, se focalisa sur le frémissement de ses vibrisses quand je vis arriver sur son museau le coup de patte de sa partenaire, signifiant la fin des festivités. L'interruption des ébats fut toutefois de courte durée car le manège se reproduisit une quinzaine de minutes plus tard. Cela allait durer, à un rythme decrescendo, une petite semaine…

Lorsque le mâle se releva, je remarquai une blessure sur son flanc gauche. Un morceau de peau arrachée laissait une large cicatrice brune, souvenir d'une bataille passée. La vie n'était pas que plaisir. Plus loin, le reste du clan, constitué essentiellement de femelles et de lionceaux, jouait dans les herbes hautes. Dans le lointain, des éléphants passaient leur chemin.

À l'heure du déjeuner, nous nous installâmes au bord d'un bel étang entouré de roseaux dans lequel se délassaient des hippopotames. Leur physionomie généreuse, toute en rondeur, incitait à leur attribuer un tempérament débonnaire. Lebouteux, qui nous laissait quasiment caresser les lions, était beaucoup plus prudent avec ces lourdauds courts sur pattes dont il nous apprit qu'ils affichaient tous les ans quelques dizaines de victimes humaines à leur tableau de chasse. Nous prîmes donc le parti de ne pas nous laisser abuser par leur air indolent. Les sachant capables de débouler, hors de l'eau, à très vive allure, nous gardâmes nos distances. Leurs canines monstrueuses qu'ils découvrent régulièrement en bâillant à se décrocher la mâchoire sont de redoutables armes. Elles sont aussi leur talon d'Achille. Leur ivoire est toujours très convoité par les braconniers. Comme les éléphants, ces mastodontes de plusieurs tonnes sont encore de nos jours décimés pour prélever quelques kilos d'ivoire.

Au-delà du caractère plus sanguin que ne le laisse supposer leur silhouette, ces animaux font preuve d'une certaine sophistication. Ils barbotent pendant des heures pour hydrater leur peau, soin complété par des bains de boue réguliers et se soumettent avec complaisance aux picorages des pique-bœufs, qui, telles des esthéticiennes attentionnées, les débarrassent d'innombrables points noirs, en l'occurrence des larves et des parasites. Ce raffinement détonne avec des mœurs moins élégantes et proprement scatologiques. Le marquage du territoire et, plus étrangement, leur rituel de soumission consistent à déféquer généreusement, tout en utilisant leur courte queue en guise de moulinette pour sulfater d'excréments territoires ou… congénères. Les réseaux sociaux semblent s'être inspirés de cette pratique…

Après ce moment paisible passé avec nos ruminants qui avaient su garder leurs nerfs, nous allions assister à une vraie scène de vie sauvage.

Un énorme troupeau de buffles qui montrait des signes de fébrilité attira notre attention. L'attaque fut brutale. Un fauve sortant de nulle part se jeta sur un veau qu'il terrassa. Une fois le premier moment de stupeur passé, des masses noires se ruèrent sur l'assassin pour lui régler son compte, mais, dans la précipitation, la corne vengeresse rata sa cible et vint embrocher le jeune malheureux qui fut projeté à plusieurs mètres de haut. Il retomba, inerte. Un sang rouge ruisselait sur son pelage noir. C'était l'un des siens qui avait porté l'estocade. Maladresse ou acte délibéré pour abréger les souffrances du petit condamné ? De manière étonnante, il existe dans ton film *La Panthère des neiges* une scène similaire entre des yacks et des loups.

J'ai eu l'occasion de constater, chez les rats de laboratoire, l'éloignement systématique du reste de la portée par la génitrice d'un nouveau-né maladif, le condamnant à une mort certaine. Parfois cela se terminait par un acte de cannibalisme. Ce comportement cruel vise à protéger le groupe de la contagiosité potentielle d'un individu malade. Les fourmis et les abeilles abandonnent également les membres infectés par des parasites pour préserver la colonie. Cependant, des observations chez quelques grands mammifères tendent à montrer que certains sont capables de mettre un terme aux souffrances d'un congénère par pure compassion. Les animaux auraient-ils résolu la question de l'euthanasie ? Sujet à méditer.

Devant nous, la représentation était loin d'être terminée. Le troupeau, qui se composait au bas mot de deux cents têtes, se scinda en deux. La majorité se rassembla autour du corps sans vie en une masse compacte, faisant rempart aux assassins. De ce cordon sanitaire émanait une étonnante atmosphère de solidarité. Ces buffles étaient quasi immobiles. Leur habit noir renforçait l'impression de recueillement devant la dépouille de l'un des leurs. Ces colosses veillaient le mort. Avaient-ils compris qu'ils ne pouvaient plus rien pour lui ? Donnaient-ils du temps à la mère pour qu'elle dise adieu à son petit ? J'en eus les larmes aux yeux. Clémence vint se coller à moi. Instinctivement, elle avait compris que je m'identifiais à cette bufflonne qui venait de perdre son veau. Le pouvoir d'identification des mères, devant l'impensable et l'insoutenable perte d'un enfant, dépasse les barrières d'espèces.

En périphérie, se déroulait une tout autre scène. Le jeune lion, qui avait mené l'attaque, était loin d'être seul. Un gros mâle, crinière au vent, dirigeait sa troupe, treize au total, femelles et jeunes mâles. Afin de récupérer ce qu'ils estimaient être leur repas du soir, ils attaquaient de front, le but étant de créer une brèche dans la masse noire. La deuxième partie du troupeau de buffles, organisée en commando, assurait la protection du troupeau. Ils chargeaient, les lions reculaient. À leur tour, les lions chargeaient les buffles qui refluaient. Les uns avançaient pendant que les autres reculaient puis le ballet s'inversait. Nous assistâmes, fascinés, à cette danse guerrière. La bestialité quasi sensuelle de la scène m'évoqua la chorégraphie de Béjart du *Boléro* de Ravel. L'amour n'est jamais si éloigné de la guerre. Le ballet se complexifia avec l'arrivée des hyènes. Elles se placèrent à l'opposé des lions et progressaient plus insidieusement. Au bout d'un certain temps, un autre groupe de buffles vint prêter main-forte au premier escadron, essayant de prendre les fauves à revers. Ces derniers, en vils provocateurs, s'éloignaient un peu, s'étendaient dans l'herbe pour montrer qu'ils n'étaient en rien impressionnés par ces charges réitérées. Ils savaient qu'à la fin ils seraient les vainqueurs. Le soleil déclinait et les buffles iraient bientôt se désaltérer. Il leur faudrait abandonner le corps aux gueules affamées des lions, les restes seraient curés par les hyènes et les os lustrés par les vautours qui débutaient au-dessus de nous leurs rondes macabres.

Encore aujourd'hui cette scène de recueillement des buffles autour de la dépouille de leur petit m'habite. Si l'un des avantages des animaux semble être de ne pas avoir conscience de leur finitude, la mort n'ayant pas de sens pour eux, qu'est-ce qui explique l'intensité, la teneur dramatique de cette scène ? Les propres sentiments que j'y projette ? Possible, mais si les animaux n'ont pas conscience de leur propre mort, ils sont affectés par la perte d'un être cher. Et les liens entre une mère et son enfant sont si forts qu'ils sont nés bien avant *Homo sapiens*. N'en déplaise à certains, les gènes et les hormones ne sont pas étrangers à tout cela.

Dans le règne animal, les femelles de nombreuses espèces ont un lien avec leur progéniture qui va bien au-delà de ce que nécessite sa survie. C'est un réel lien affectif. Une lionne se battra à mort pour défendre ses petits.

On sait qu'il existe chez la femme, au cours de la grossesse, un remaniement du cerveau qui la prépare à ses futures fonctions… en réduisant sa matière grise ! Cela aurait pour fonction de limiter l'envie de socialisation de la mère pour qu'elle se focalise sur l'essentiel : les soins au bébé. Les futurs pères sont totalement épargnés de ces transformations et peuvent continuer, sans culpabilité, à aller boire des verres avec les copains. « *On ne naît pas mère, on le devient.* » Peut-être, mais, il faut l'admettre, à grand renfort d'hormones.

C'est en quittant le cratère que nous l'aperçûmes. Nous avions devant nous, à un petit kilomètre quand même, le rhinocéros !

Le colosse gardait ses distances, parfaitement immobile, il nous offrait son profil. Il ne bougeait pas plus que celui qui accueille les visiteurs à l'entrée du musée d'Orsay. Aux jumelles, je pouvais distinguer la même construction de Meccano avec ses larges plaques martelées et rivetées. La couleur aussi était la même, bronze patiné, un gris noir luisant par endroits. Il semblait sortir des forges de Vulcain.

L'espèce poursuit son long déclin où la bêtise des hommes tient le premier rôle. Encore aujourd'hui deux milliers de rhinocéros sont braconnés chaque année pour leur corne au pouvoir prétendument aphrodisiaque. Finalement, une petite pilule bleue sera peut-être un élément déterminant dans la préservation de l'espèce…

Nous avions coché nos *big five* mais la richesse de ce voyage ne résidait pas dans ce score puéril… pour touristes.

Ce voyage, au-delà d'apaiser nos tensions et d'atténuer nos angoisses, nous donnait des leçons d'humanité inspirées par l'observation de la vie sauvage.

Polychrome

En sortant du cratère, nous traversions maintenant des paysages radicalement différents.

Cultures, troupeaux, échoppes, enfants le long de la route en uniformes d'écoliers, va-et-vient coloré d'une zone rurale africaine, l'homme s'était clairement accaparé cette région.

Émergeaient des sensations nouvelles et un petit pincement au cœur nous faisait comprendre que nous venions de quitter le paradis terrestre. On sentait bien que le safari touchait à sa fin, la densité des hommes augmentait. Une première étape pour nous réaccoutumer à notre surpopulation urbaine. Mais ici, on est saisi par la jeunesse des habitants, que ce soit au point d'eau où chacun attend gaiement son tour, devant les maisons en pisé, au bord du chemin, des enfants, des enfants, des enfants... La Tanzanie, comme beaucoup de pays d'Afrique, voit sa population doubler tous les trente ans. Selon les projections démographiques, ce continent pourrait peser pour près de 40 % de la population mondiale en 2100.

La pluie s'était arrêtée une heure avant notre arrivée et le soleil de fin d'après-midi éclairait le lodge et ses jardins.

Bashay, c'est la découverte d'un autre monde, c'est s'inviter dans la ferme de Karen Blixen avec ses murs en briques, ses sols en tomettes lustrées, ses meubles anglais, le bar et surtout les splendides jardins qui s'étendent sur plusieurs hectares. Le lodge paraissait dater de 1900, il n'avait pas quinze ans. Ici, pas de tente mais des bâtiments discrets au milieu d'une végétation luxuriante.

Avec Clémence, pressées d'aller faire un brin de toilette, nous rejoignîmes notre chambre en empruntant un petit chemin serpentant dans les caféiers. Des grappes de belles graines vertes jouaient à cache-cache dans les feuillages. Certains fruits, échappant à la vigilance de leur ombrelle, étaient déjà rougis par le soleil des tropiques. Les pieds noueux et torturés de ces arbustes faisaient penser à des ceps de vigne. Les caféiers, sur ces vertes collines d'Afrique, sont le pendant des vignes du Bordelais. Mais au lieu des allées bien alignées des vignobles, nous avions affaire à une végétation moins domestiquée. Il fallait protéger ces précieux arbustes des rayons trop ardents du soleil et une variété d'arbres différents en essence et en taille dispensaient leur ombre. L'âme de la forêt veillait ainsi sur cette petite plantation destinée à fournir du café à l'ensemble des lodges.

Et partout, des fleurs, des hibiscus vermillon, des lys rose pâle, des bougainvilliers se déclinant en rose, violet, rouge, orange ou blanc, d'autres fleurs plus petites, jaunes et bleues, jusqu'à cet arbre offrant ses larges cloches mauves… Symphonie de couleurs qui rivalisaient avec celles tout aussi chatoyantes des oiseaux. Combien d'espèces différentes vivent dans ce microbiotope ? Sans doute autant que d'espèces d'arbres. Des *love birds* avaient élu domicile sur le faîte de notre maisonnette. Il s'agit de petites perruches au bec rouge et à l'œil noir, aux couleurs tranchées : vert, jaune et orange. En France, on les appelle « les inséparables », il paraît que les couples se forment pour toute la vie. Il serait intéressant d'étudier leurs gènes pour comprendre les mécanismes d'une telle folie.

Invitées chez Karen Blixen, nous nous devions de faire quelques efforts de toilette. Prévoyante, Clémence avait suggéré de glisser quelques robes dans nos valises, et nous abandonnâmes avec plaisir nos tenues de brousse poussiéreuses.

Une joyeuse compagnie nous attendait au bar. Nous fîmes la connaissance de Véronique, la décoratrice des lodges, et de Vincent. Vincent avait tourné les vidéos de promotion des camps et il était revenu sur son lieu de « travail », en villégiature et en famille. Samwel nous avait rejoints pour notre dernière soirée. Décidément, les plus beaux spécimens mâles s'étaient donné rendez-vous en Tanzanie. Et je ne parle pas uniquement des lions.

Les cocktails aux jus de fruits frais... mais pas que, nous mirent d'excellente humeur. On s'attendait à voir arriver Meryl Streep et Robert Redford. Nous étions transposés dans un autre temps, dans un autre monde.

Nous levâmes nos verres aux *big five*. Nous avions été chanceuses. Lion, léopard, éléphant, buffle et rhino composent ce quintet. Observer ces cinq espèces est la marque d'un safari d'exception. Mister Denys, rabat-joie, grommela que le seul *Big five* qui compte, à ses yeux, est celui fait entre le lever et le coucher du soleil.

– Sur plusieurs jours, en Tanzanie, c'est un peu facile, dit-il.

Clémence demanda :

– Pourquoi ces cinq-là ?

Dans cette liste, les absents posent question. L'hippopotame, qui fait son poids ou la girafe qui les dépasse tous...

– Cette nomenclature nous vient des chasseurs. Du temps d'Hemingway, des chasseurs fortunés rêvaient d'accrocher ces cinq trophées. Une tête d'hippo empaillée n'a peut-être pas sa place au-dessus de la cheminée du salon.

– Et la girafe ?

– La girafe ne se chassait pas, trop féminine, sans doute, avec sa démarche de mannequin et ses grands cils maquillés. Elle était classée en « royal game », ce qui interdisait moralement de la tuer, précisa notre hôte.

C'est la seule élégance que l'on accordera aux chasseurs !

Le dîner sur la terrasse, sous les étoiles, fut joyeux, dans une atmosphère quasi familiale.

Je sympathisai avec Véronique qui me paraissait avoir le plus beau métier du monde. Il consistait à meubler et à décorer les lodges avec des objets artisanaux glanés sur des marchés ou des lieux plus secrets, en parcourant la Tanzanie. Beaucoup de ces trouvailles étaient l'équivalent de ce que l'on peut admirer au musée du Quai Branly. La différence était que les unes étaient le fruit de chasses au trésor par les yeux africains de Véronique et de Lebouteux, et les autres sélectionnées par des yeux d'experts… qui déterminaient le prix du marché de l'art. Bashay était le premier bébé de Véronique et elle en parlait comme une mère attendrie.

Les conversations s'étirèrent dans la nuit. Elles étaient de celles qu'on aime, légères et drôles. L'âme de l'Afrique veillait sur nous.

Encore une fois, je me sentais parfaitement à ma place. Mais étais-je l'invitée de Karen Blixen ou étais-je Karen Blixen ? Si ce syndrome persistait, il faudrait que j'en parle à un collègue. Mais, Tesson, tu n'as pas été indemne de trouble en lisant *La Ferme africaine*. Tu qualifies ce récit de « plus beau des livres sur le paradis terrestre ». Pour l'avoir lue, et sans flatterie aucune, ta poésie est nettement supérieure à sa prose. Peut-être que ton cerveau, influencé par les images sublimes de *Out of Africa* et de la non moins sublime Meryl Streep, a fait un amalgame des deux. Mais personne ne t'en voudra d'être tombé sous le charme de cette merveilleuse actrice.

Vert forêt

S'il est une chose à ne pas manquer à Bashay, c'est le petit déjeuner égayé par le chant des oiseaux, pris sur la pelouse vert tendre qui s'étire vers le haut de la colline. Les petits pains, le beurre salé, le miel fourni par les ruches du lodge et la fameuse confiture de framboises vous font retourner en enfance, du moins pour les gens de ma génération. Le choix des plus jeunes se portera vers les céréales et la pâte à tartiner.

Lebouteux nous fit visiter les lieux. Il nous décrivit toutes les essences d'arbres qu'ils avaient plantées. Cette colline, nous dit-il, était un désert et dans les premières années qui ont suivi l'ouverture, les clients se plaignaient, à juste titre, de la chaleur, au point de devoir envisager la climatisation. Pas écologique et surtout pas économique. Qu'à cela ne tienne. Il fallait faire de l'ombre et pour cela, rien de mieux que les arbres… plus de trente mille, caféiers, acacias, jacarandas, tulipiers, et bien d'autres dont je n'ai pas retenu les noms. Au rythme des deux saisons pluvieuses et d'une température clémente tout le long de l'année, ils ont vite atteint une telle densité qu'ils ont créé un microclimat appelant la pluie, les oiseaux et la fraîcheur. C'est depuis lors que Mister Denys passe pour un sorcier et qu'on le surnomme « *Bwana Mvua* », *Monsieur Pluie*, en swahili. Être à la hauteur d'un tel surnom est exigeant. Nous n'allions pas tarder à découvrir comment il s'y prenait pour entretenir le mythe.

En attendant, Bashay était le lieu idéal pour se reposer et revenir à mes notes.

Pendant que Clémence profitait de la piscine, j'investis la terrasse pour reprendre ma conversation avec toi. Parti à la recherche de la panthère, sous l'autorité de Munier qui t'a imposé un arrêt sur image, tu as appris à voir entre les rochers. Au milieu de paysages arides, dans des ciels bas qui flirtent avec les hauts plateaux, tes yeux voient maintenant « la vie qui fuse au milieu d'une ravine ou qui déploie ses ailes dans l'Olympe ». Tu n'es plus dans l'addition de ces instants qui te font mettre un pas devant l'autre pour courir le monde ou escalader les montagnes, l'attente t'a fait voyager dans un temps plus long et t'a même ramené, avec les yacks, à l'âge des cavernes.

Dans ta cabane en Sibérie, tu as fait tienne la prophétie d'Élisée Reclus selon lequel l'avenir de l'humanité résiderait dans « l'union plénière du civilisé avec le sauvage ». Tu as écouté Schubert en regardant la neige et lu Marc Aurèle après la corvée de bois.

C'est en te lisant que j'ai eu l'occasion de me racheter d'une négligence que j'avais eue envers l'un de mes maîtres. Je suis allée rechercher dans ma bibliothèque le livre sur Élisée Reclus de Jean-Didier Vincent. Éminent neurobiologiste, il s'était intéressé à ce géographe anarchiste, sûrement à cause de son caractère révolutionnaire mais sous le prétexte qu'ils avaient vécu tous les deux à Sainte-Foy-la-Grande. Jean-Didier, en plus de m'avoir affectueusement dédicacé l'ouvrage, m'avait citée dans la liste des fidèles, m'intronisant ainsi au rang de ses élèves. Ingrate, et sûrement accaparée à ce moment-là par les tourments quotidiens, j'avais un peu vite rangé l'ouvrage à côté de ses précédentes publications. Grâce à toi, je l'avais redécouvert et m'étais rachetée. Mais au-delà de l'anecdote, cela illustre la puissance de la littérature dans sa capacité à nous enrichir de manière infinie. S'y plonger, c'est répondre à l'appel de la forêt, une façon de larguer les amarres sans bouger du canapé.

Mais ici, qu'avais-je appris de cette expérience africaine ?

La Tanzanie m'a permis d'approcher une multitude d'animaux. J'ai eu le privilège d'en regarder certains droit dans les yeux. La force de ce que j'y ai vu m'a fait mieux voir en moi-même. À cela s'ajoute la puissance de l'infini, infini de l'océan et des hauts plateaux, infini du ciel et des étoiles, infini des troupeaux dans la plaine. Paradoxalement, cette immensité permet de retrouver des chemins étroits pour se retirer en soi, non pour se concentrer sur son nombril, mais pour respirer profondément et s'ouvrir vers de nouvelles perspectives.

Par quels mystères la Tanzanie apporte-t-elle cet apaisement ? J'ai entendu une femme d'un tempérament tempétueux avouer : « Depuis que je suis ici, étrangement, je n'ai eu envie de tuer personne. »

La savane, c'est aussi ce silence fait du murmure de la nature, un silence qui permet de s'entendre, pas celui, oppressant, de la solitude. Il est habité par le chant des oiseaux, le vent dans les branchages, les grondements rauques des lions et le crépitement du feu. Il fait taire la radio, qui m'abreuve, à Paris, chaque matin, de ses mauvaises nouvelles auxquelles je suis devenue accro. Nous faisons face à une épidémie d'info-obésité. Il est grand temps d'envisager des périodes de sevrage.

La Tanzanie, c'est aussi la décélération du temps. J'avais l'impression d'être arrivée depuis des mois alors qu'au total je n'y suis restée qu'un peu plus de deux semaines. Le temps ici s'étirait de manière légère. Rien à voir avec cet épaississement du temps qui envahit l'espace du déprimé. Chez ce dernier, c'est un temps figé, immobile qui lui fait appréhender le jour qui se lève, pour ne jamais finir. À cela s'ajoute le ralentissement de la pensée, égarée au milieu du brouillard qui envahit son cerveau.

Qu'est-ce qui colore, ici, de manière positive cette impression subjective d'étirement du temps ? Peut-être que le secret de la Tanzanie, berceau de l'humanité, réside dans le fait de remettre le cerveau au rythme pour lequel il a été créé en le protégeant de stimuli omniprésents. Une horloge du temps et un cerveau qui s'accordent sur un même rythme, lent, quoi de mieux pour nous éloigner de l'imminence de notre finitude ? Et quelle belle promesse d'apaisement !

Cette Afrique que je venais de découvrir, c'était sortir du gris, des murs, de la cacophonie et de l'agitation. C'était le retour des couleurs, de l'espace et de l'harmonie !

Miel

Notre séjour touchait à sa fin. Dans la journée, nous allions rejoindre Arusha pour prendre notre vol retour, mais Lebouteux nous avait réservé une dernière surprise.

Après avoir salué la joyeuse compagnie, non sans regret nous quittâmes ce lodge qui nous avait déjà un peu ramenées vers notre civilisation.

Nous sentant un peu tristes, Lebouteux se fendit d'une des anecdotes dont il a le secret.

– Avez-vous vu les ruches, en contrebas de la piscine ?

Sans attendre la réponse, il enchaîna :

– Voulant faire plus gai, j'avais demandé qu'on les peigne en rose, en bleu, en jaune… Une erreur ! Rapidement, tous les essaims périrent, intoxiqués par les effluves chimiques.

Le mieux est bien souvent l'ennemi du bien. L'Afrique n'a pas besoin qu'on lui rajoute des couleurs.

– Une autre fois, fier de la production des nouveaux essaims abrités cette fois dans des ruches en bois naturel, j'ai voulu de belles photos des alvéoles de cire dégoulinant de miel doré. L'apiculteur m'avait expliqué qu'il procédait à la récolte la nuit, en catimini, car les abeilles africaines sont susceptibles, agressives et peu prêteuses. Sur mon insistance, bien protégé, il tenta, à la lumière du jour, de voler quelques photos de l'intimité de ses apidés. Il avait eu raison de se méfier. La réaction des pensionnaires fut à la hauteur de l'intrusion. Furieuses, elles déferlèrent en escadrons serrés vers le lodge, attaquant tout ce qui bougeait. Affolés, les clients se mirent à courir dans tous les sens, certains optèrent pour l'immersion en apnée dans la piscine tandis que d'autres trouvèrent refuge dans les toilettes… pour appeler leur agence de voyages à leur secours ! L'histoire se termina avec plus de peur que de mal…

Lebouteux ne sut pas nous dire si les touristes avaient apprécié, le lendemain matin, le miel maison sur leurs tartines.

En quittant le lodge, nous nous arrêtâmes dans un grand potager qui fournissait en fruits et en légumes les camps les plus proches. Nous y fîmes la connaissance de Julius, le chef jardinier qui était né avec les attributs utiles à sa fonction. Il avait des mains aussi larges qu'un gant de baseball et aussi rugueuses qu'une batte. Pratique pour arracher les mauvaises herbes qui n'étaient pas légion au milieu de ces rangées bien ordonnées. Les rangs de choux avec leurs cœurs pommelés, protégés par de larges feuilles gaufrées d'un vert timide et évasées en corolles, étaient du plus bel effet. Les salades portaient un vert plus arrogant et les fanes des carottes frisaient au contact de l'eau distribuée goutte à goutte. Le tout était très productif au dire de Lebouteux, qui s'interrogeait juste sur le nombre conséquent de choux. Il ne se rappelait pas avoir jamais mangé une potée dans les lodges.

Après avoir remercié chaleureusement Julius qui nous avait fait goûter tout ce qui était consommable cru, nous repartîmes pour connaître l'un des secrets de *Bwana Mvua*. Très fier du mythe de sorcier, il avait créé sa petite ONG qui fournissait, bon an mal an, environ trente mille arbres chaque année sur le district de Karatu.

Si Lebouteux aimait les animaux, il aimait aussi les arbres et se désespérait de la réduction inéluctable de la forêt mondiale. Fort de son expérience à Bashay pour diminuer la température en plantant une petite forêt, il avait entrepris de sensibiliser la population locale à préserver son environnement en fournissant gratuitement des plants de différentes essences. La fondation avait acquis un terrain pour faire grandir ces boutures. À l'entrée, un bâtiment joliment décoré de fresques murales pédagogiques, dans un pur style naïf, expliquait l'intérêt de planter des arbres pour le cycle de l'eau. Les milliers de pousses d'arbustes étaient alignées dans des sachets de toile noire, prêtes à être emportées pour être replantées. Pour cela, il suffisait d'inscrire son nom sur un registre et le nombre de plants désirés. Il convenait de ne pas aller au-delà de quarante afin de limiter le trafic de revente. L'impact, au fil des ans, était sensible dans la région car les villages commençaient à disposer de places ombragées et les maisons en parpaings payaient ainsi une sorte d'écotaxe à la terre qu'elles occupaient. Lebouteux, trop indépendant, ne voulait adhérer à aucune idéologie, surtout si elle était liberticide. Il revendiquait juste la pratique du bon sens. C'étaient ses petits pas à lui.

Tableau noir

La séquence émotion était pour la suite. Nous fîmes halte dans une école avant de prendre la route d'Arusha. Accueillis par le directeur, je compris que Lebouteux venait, ici encore, faire une visite de chantier, certes un peu spéciale. Depuis une quinzaine d'années, il apportait son aide à cette école primaire par la construction de nouvelles salles de classe. Il restait très discret sur son rôle. Il concédait tout au plus que cela ne lui coûtait qu'un peu de matériel et de détacher ici ses équipes pour réaliser les travaux. Ce dont il était le plus fier, c'était l'obtention de la première place de cette école dans le classement des établissements publics de la région. On n'échappe pas complètement à ses travers quand on est issu d'un milieu élitiste. Sa contribution à ce succès était multiple : construction de salles de classe et d'un réfectoire, équipements, création d'une adduction d'eau potable. Ce dernier point avait son importance, car les enfants, moins malades, étaient moins absents, et donc plus performants. Certains chefs d'entreprise sponsorisent des clubs de football, Lebouteux, lui, parraine une école. La finalité est la même : être le meilleur par procuration.

Il y avait cependant un facteur difficilement maîtrisable : l'inflation galopante des effectifs. L'école était passée de deux cent cinquante élèves à plus de mille en une quinzaine d'années, difficile de suivre la cadence.

Ce qui lui faisait dire :

– C'est comme courir derrière son ombre, ça a un côté un peu frustrant.

À l'heure de la récréation, telles des nuées d'oisillons, les élèves sortirent des classes en piaillant.

Ils portaient tous l'uniforme aux couleurs gaies du drapeau tanzanien. Un triangle bleu et un triangle vert symbolisent l'union de la partie continentale du Tanganyika avec Zanzibar qui ont fusionné en 1962. C'est bien sous ces deux couleurs dominantes que j'avais découvert ces deux entités territoriales si contrastées. Au centre et en diagonale, une bande noire représente le peuple tanzanien à laquelle sont rajoutées deux élégantes bandes dorées. Le doré symbolise la fraternité !

Tous ces enfants semblaient animés d'une extraordinaire vitalité. Ils partageaient une même joie de vivre, communicative, virale, contagieuse. D'où leur vient cette jovialité, alors que leur avenir me semble plus incertain que celui de nos enfants ? Peut-être qu'ici la joie d'apprendre reste la promesse d'un avenir meilleur. Et peut-être découlait-elle du partage des rires voire de quelques chamailleries anodines. Alors qu'ici les enfants rentreront à pied en se disputant un bonbon ou une bouteille d'eau, les petits Occidentaux retourneront à leurs écrans : ces nouveaux compagnons, outrageusement présents, amplifient à l'infini les différends qui parfois conduisent au drame.

Alors que je suivais, intriguée, Lebouteux dans sa visite de chantier, Clémence s'était assise sur un banc d'écolier et était entourée d'une nuée d'élèves. Des fillettes lui caressaient les cheveux. Sa longue chevelure, descendant jusqu'à la moitié du dos, était un élément de fascination pour ces petites filles à la tête rasée. Clémence, attendrie par tous ces oisillons, prit une feuille de papier et leur dessina un chat en leur racontant qu'elle allait bientôt retrouver le sien. Mais les petites filles rêveraient sûrement ce soir davantage de cheveux de princesse que de chat. L'émancipation passe aussi par ce type de rêve.

L'inspection des travaux terminée, le verdict tomba. Il fallait encore construire deux nouvelles classes. Qu'à cela ne tienne, si on les plaçait, ici et là, cela donnerait une belle symétrie à la galerie faite de colonnes qui encadrait le jardin.

– Cela me plaît de faire une sorte de cloître au sein de l'école. L'apprentissage devrait être notre unique religion, m'expliqua Lebouteux pour qui la vie semblait être un terrain de jeux de Lego.

Comme toi, Tesson, Lebouteux restait fidèle à ses rêves d'enfant. Pour toi, la traversée des Alpes représentait une école buissonnière géante. Pour Lebouteux, ses résultats scolaires l'avaient éloigné pendant un temps de ses rêves. C'est souvent le cas des bons élèves. Ils suivent une voie supposée royale, et réalisent à cinquante ans qu'ils ont une Rolex, mais sont passés à côté de leur vie. Lui, aimait la nature et les animaux. Il avait donc quitté sa vie de cadre et il parcourait désormais la savane avec ses équipes pour inviter les autres à visiter ses rêves.

Avant de repartir, le directeur rassembla les enfants et nous offrit une chanson entonnée à pleins poumons et j'ai envie de dire à plein cœur par ces jeunes élèves. Je suis sûre que le chant des petites filles s'adressa plus à Clémence qu'à Lebouteux. Les enfants sont parfois ingrats.

Nous allions quitter la Tanzanie après un bref passage au lodge d'Arumeru pour boucler nos valises. C'était un lodge de transit vers le retour qui nous offrait les derniers petits spécimens animaliers pour atténuer notre peine. Au sein d'un beau parc avec ses ficus de près de quarante mètres, des petits singes grivets se poursuivaient sur l'immense pelouse avant de trouver refuge dans ces arbres spectaculaires. Plus timides, de ravissants dik-diks tremblotaient sur leurs pattes-allumettes. Ces petites antilopes ne pèsent pas plus de quatre à cinq kilos, même pas le poids de notre chat ! Outre leur fragilité, il émanait d'elles une certaine tristesse due à cette larme noire qui ponctue leurs yeux immenses. Peut-être pleuraient-elles notre départ ?

Après nos adieux et nos remerciements, il fallut se résoudre à prendre la route de l'aéroport.

Nous étions nostalgiques de quitter ce magnifique pays mais à cela se mêlait le sentiment agréable de repartir l'une et l'autre allégées d'un fardeau.

La Tanzanie vivait dans l'espoir et on la quittait avec un élan vital retrouvé. La France, elle, s'enfermait dans ses peurs. Peut-être que l'Afrique n'a pas besoin de créer les siennes, elle en a encore suffisamment de vraies. Pendant que la mortalité infantile fauche ses enfants, nous bataillons pour encadrer notre droit à mourir.

Le manque en Afrique nourrit l'espoir. Cet espoir qui fait s'embarquer sur un canot pneumatique pour traverser une mer. Celui d'un avenir supposé meilleur pour les survivants. Le prix en est exorbitant. Nos craintes, elles, nous amènent à l'EHPAD, à petits pas… à quatre-vingt-dix ans et déments.

Argent

Nous sommes parties pour le tout dernier trajet afin de rejoindre l'aéroport. Nous étions silencieuses, perdues dans nos pensées, chacune prolongeait son rêve. Le soleil avait bien entamé sa descente et faisait s'allonger les ombres. Soudain, devant nous, le magnifique, l'unique, l'immense Kilimandjaro, qui se délestait de ses voiles de nuages. Plus nous avancions, plus il se dévoilait. Alors que nous n'avions évidemment pas vu une once de neige de tout le voyage, il avait revêtu sa cape immaculée pour nous faire ses adieux. Le *Kili*, comme le nomment ceux qui s'aventurent sur ses flancs, émergeait de la plaine. Dans des temps anciens, les dieux en colère avaient dissous le manteau de la terre et il avait jailli de ses entrailles un magma incandescent accompagné de déflagrations de gaz et de gerbes de téphra. Pour marquer à jamais les esprits, les dieux avaient créé le plus haut sommet d'Afrique qui culmine à cinq mille neuf cents mètres, seul au milieu de la plaine immense. Ensuite, en signe d'apaisement, les divinités l'avaient recouvert d'un beau manteau blanc.

Quand, en 1848, Johannes Rebmann, un missionnaire aventureux, aperçut au beau milieu de la savane une haute montagne dont le sommet était couvert d'argent, les autochtones qui l'accompagnaient lui dirent que l'argent était froid. Il en avait conclu que c'était de la neige mais les sociétés savantes de l'époque s'étaient montrées très dubitatives, soupçonnant même des hallucinations dues à la malaria de la part de l'aventurier. De la neige sous les tropiques, impensable ! Les explorateurs sont souvent pris pour des insensés.

Je ne sais si tu as escaladé le Kili, je n'ai pas lu tous tes livres, pour une fois je n'ai pas voulu être bonne élève. Tu sembles préférer la densité des massifs montagneux, les Alpes, bien sûr, mais également l'Himalaya que tu as parcouru du Bhoutan au Tadjikistan. Ici, juste un cône élégant en guise de toit pour l'Afrique. Sa puissance tient aussi à son côté solitaire.

Déjà, le Boeing d'Ethiopian Airlines prenait de l'altitude. Soudain, il est apparu encore une fois. Vu du ciel, il était noir et argent coiffé d'une couronne de nuages. Le pilote inclina l'appareil, pour le saluer d'une révérence : le Kilimandjaro, laves et cendres noires, glaces et neiges blanches. En son centre, un œil cyclopéen, un œil géant et sombre qui lui donnait un air animal. L'avion finissait sa boucle, la dernière image que j'emportais de la Tanzanie était une image en noir et blanc.

J'avais passé un peu moins de trois semaines, émerveillée par une symphonie de couleurs et la note finale, grave et sombre, me ramenait à toi. Mon voyage a finalement été en contraste avec les tiens. À la toute fin de ta traversée des Alpes, en blanc, et au bout de tes chemins noirs, tu retrouves la couleur de la grande bleue. À l'opposé de tes efforts, de tes souffrances, dans des pentes raides, menaçantes, glacées et exposées aux vents, j'avais passé des moments apaisants, cajolée par la tiédeur du lagon ou envoûtée par la beauté majuscule des grands espaces. En miroir de tes fulgurances, dans le noir et le blanc, j'avais mes notes de débutante griffonnées sur mon carnet, rapportant autant de couleurs qu'un dessin d'enfant.

Pour toi, c'était « un voyage né d'une chute ». C'est ainsi que tu abordes la conclusion de tes chemins noirs. Tu nous écris t'être débarrassé de l'insecte qui te mordait le cœur, tu rentrais « lavé de toute peine, remis debout ».

Il me faudra du temps pour dresser l'inventaire de ce que j'ai trouvé ici.

Une pause ? Un peu d'espoir dans un avenir que l'on nous décrit si noir ? Une reconnexion avec la réalité en percevant celle des autres ?

Avec toi, j'avais d'abord ralenti mon rythme de lecture. Habituellement, je suis une lectrice pressée, j'aime aller vite et passer à autre chose. Ton écriture incite à lever la tête de son bouquin, à regarder autour de soi et puis il faut savourer la dentelle de tes mots, dentelle de Chantilly noire ou blanche. Grâce à lui, on ressent le vent te mordre les doigts et il nous embarque dans l'enfer glacé à tes côtés. Dans tes chemins noirs, la dentelle a la couleur de ton âme mais la marche et les mots te permettront, « au bout du territoire… de balancer tes tristesses à la mer ». C'est celui de tes livres qui est le plus noirci par ma mine. Ces marques d'admiration pavent le chemin de nos retrouvailles quand, à l'occasion, j'ai envie de te relire. C'est ton voyage le plus modeste, la France hyper-rurale, mais le plus immense, car celui de ta reconstruction. C'est forcément celui qui m'a le plus touchée.

Tous les psychiatres devraient te lire. Tout patient rongé par la tristesse est perdu dans une immensité noire. Le psychiatre doit être, tour à tour, le du Lac ou le Munier de son patient, celui qui trace la route pour passer l'infranchissable ou celui qui ouvre les yeux sur la beauté du monde. Si les psychiatres ne font pas rêver, ils peuvent au moins restaurer la possibilité de le faire.

Contrairement à toi, il n'y a aucun exploit dans mon périple, rien de spectaculaire. Juste un temps de respiration, loin de la frénésie du monde où notre cerveau est si souvent malmené.

En Tanzanie, mon cerveau a retrouvé son rythme propre, et les mots ont fleuri.

Clémence était partie avec son imaginaire. Elle l'a enrichi d'une multitude de souvenirs colorés. Quelques mois plus tard, alors que j'écrivais ces lignes, elle est retournée sur les traces de notre safari avec une équipe de tournage. Créer des images, une élégante manière de rendre hommage à la beauté de la Tanzanie.

Cher Sylvain Tesson

De retour à Paris, le plus dur m'attendait : accoucher d'un livre avec les matériaux rapportés, mes notes, mes photos, mes émotions, et toujours assistée de la force de vos écrits.

Nous avons construit un monde pour nous protéger et voilà qu'il nous étouffe. Les garde-fous de la civilisation emprisonnent l'esprit et assèchent la créativité. J'avais retrouvé la mienne, dans l'apaisement né des infinis de la Tanzanie. N'étant pas d'un naturel téméraire, il me fallait un guide pour me lancer dans l'aventure de l'écriture. Je vous ai choisi.

En votre compagnie, en Afrique, un livre a poussé dans ma tête.

Les premières radicules sont nées hors sol, dans le lagon de Zanzibar, puis l'Afrique a pris possession de mon esprit et la bouture a pris racine dans les terres du berceau de l'humanité. Ma pensée s'est alors faufilée dans les hautes herbes de la savane, est partie au galop avec la grande migration, a pris de l'altitude avec les oiseaux multicolores dans ces ciels immenses et a flirté avec l'âme de cette terre. Je suis donc partie sur les pistes de l'écriture en découvrant la Tanzanie. Régie par les lois de la nature, la vie y est rude mais cette terre a su préserver un mode de vie moins fou que le nôtre.

Pour vous défaire de la morsure de votre cœur, dans les forêts de Sibérie, vous écrivez que les livres vous ont été plus secourables que ne l'aurait été une psychanalyse. La psychanalyse n'a pas vocation à soigner. Elle est là pour guider l'introspection de ce qu'on appelait autrefois les névroses. Vos lectures vous ont éclairé, apaisé et vous ont remis sur les chemins de la montagne qui vous guideront vers la guérison.

L'Afrique m'a offert ses couleurs pour chasser le gris et ses espaces infinis vers lesquels se sont envolés les mots.

Me voilà parvenue au terme de notre conversation. Je suis un peu triste de vous quitter mais j'ai une ultime interrogation. Un doute s'empare de moi. Où est ma légitimité ? Mon écriture est un chasse-neige hésitant quand vous tracez de magnifiques lignes dans le blanc, scandées par votre sens de la formule et vos aphorismes incisifs. Ai-je le droit d'écrire un récit de voyage après un voyage somme toute organisé ? Comment trouver matière à un récit respectueux du genre, sans des péripéties et des dangers dignes d'être contés ?

Avant de nous raconter vos mois au bord du lac Baïkal, avez-vous pensé à Ivan Denissovitch ? Une seule journée dans le Goulag, pardonnez mon impertinence, ramène vos six mois dans votre cabane au fond des forêts de Sibérie à un camp de louveteaux. Pour en finir avec ce doute, je me suis finalement dit qu'on trouvera toujours des géants pour s'interdire d'écrire.

J'ai encore une chose à partager avec vous et qui pourrait vous amuser. Je vous ai présenté Lebouteux qui fut mon guide en Tanzanie, un peu du Lac, un peu Munier. Il a une particularité qu'il partage avec Rimbaud, avec qui vous avez passé tout un été. Tout le monde connaît ses vers : *A noir, E blanc, I rouge, U vert, O bleu*. Lebouteux a longtemps cru que le poète était atteint d'une forme de daltonisme. Pour lui, c'est évident : A est bleu, E blanc, I rouge, O jaune et U vert. Ce sont tous deux des synesthètes, ils associent plusieurs sens à un stimulus. C'est une manière plus poétique de lire le monde. Si Rimbaud vous a souvent accompagné, comment imaginer meilleur guide que Lebouteux pour découvrir les couleurs de la Tanzanie ?

Mon safari, même avec vous à mes côtés, est minuscule mais, comme Karen Blixen, je me suis sentie à ma place et en paix.

Je retournerai en Afrique avec une caisse de livres.

Avec mes sincères et respectueuses salutations.

Remerciements

Stevenson dit que l'on écrit pour ses amis. Alors ce récit de vacances s'adresse plus particulièrement à ceux qui nous accueillent généreusement, Clémence et moi, depuis des années, au pied de la dune du Pilat, en face de Porquerolles, au Pays basque et au bord du lac Léman et à quelques autres qui se reconnaîtront.

Merci à mes premiers lecteurs, Alain, Alexandra, Emmanuel, François et Laurence, qui ont su me donner l'envie et le courage de remettre l'ouvrage sur le métier, faisant mien l'enseignement de Colette : « Écrire, c'est réécrire. » Et merci à mes éditrices, Estelle et Héléna, pour m'avoir aidée à accoucher de ce manuscrit.

À Denis, pour l'accompagnement dans ce double voyage en Tanzanie et en écriture.

Composition et mise en pages
Nord Compo à Villeneuve-d'Ascq

Cet ouvrage a été imprimé en France par
CPI Bussière
Z.I. rue Pelletier Doisy
18200 Saint-Amand-Montrond (France)

pour le compte des Éditions Fayard
13 rue du Montparnasse, 75006 Paris
info-fayard@editions-fayard.fr
en avril 2025

PAPIER CERTIFIÉ

fayard s'engage pour l'environnement en réduisant l'empreinte carbone de ses livres. Celle de cet exemplaire est de :
0,550 kg éq. CO_2
Rendez-vous sur www.fayard-durable.fr

N° d'édition : 67-1009-5/01 - N° d'impression : 2084266